청소년을 위한 의학 에세이

서민 교수가 재치 있게 풀어낸
의학 인물들의 피땀 어린 노력과 눈부신 성취

청소년을 위한
의학
에세이

| 의학 인물 편 |

서민 지음
단국대 의과대학 기생충학과 교수

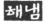

의학을 발전시킨 과학자들의 업적

22 대 0. 이 숫자는 일본과 우리나라의 노벨 과학상 수상자 수를 비교한 것입니다. 최근 몇 년으로 눈을 돌려봐도 일본은 2014년부터 3년 연속 수상자를 배출한 반면, 한국은 후보조차 내지 못했습니다. 혹시 우리나라가 일본보다 돈이 없어서 그런 걸까요? 그전이라면 이런 변명도 일리가 있었습니다. 하지만 국내 총생산(GDP)이 1조 5천억 원으로 세계 11위를 차지하고 있는 나라에서 더 이상 돈을 핑계 삼는 건 궁색합니다. 노벨 과학상을 탄 나라가 무려 28개국에 달하고, 우리보다 국내 총생산 수준이 낮은 이스라엘과 파키스탄 등이 이미 노벨 과학상을 수상한 걸 보면, 문제는 더 이상 돈이 아닙니다.

저는 이게 다 아이들이 과학에 대한 꿈을 잃어버린 탓이라고 생각합니다. 제가 어릴 때만 해도 많은 아이들이 과학을 꿈꿨습니다. 그들 중 상당수가 과학계에 뛰어들었고, 직접 과학자가 되지는 않았을지라도 장관·차관 등 높은 자리에 오른 이들은 과학을 우선시하는 정책을 폈습니다. 전쟁 직후 잿더미가 돼 버린 우리나라가 빠른 시간 내에 선진국 대열에 들어선 것은 바로 그 덕분입니다. 하지만 요즘 아이들에게 과학은 더 이상 매력적인 분야가 아닌 모양입니다. 초등학교 아이들 중 과학자가 되고 싶다는 비율은 2.5퍼센트에 불과합니다. 인공지능이 지배한다는 4차 산업혁명 시대를 앞둔 시점에서, 아이들이 과학에 흥미를 잃어 가는 현실은 우려스럽습니다. 이러다가는 노벨 과학상은 물론이고 다시금 뒤처진 나라가 될 수도 있습니다.

 이 책에는 의학 발전에 큰 영향을 끼친 과학자들의 삶이 담겨 있습니다. 그분들이 어떻게 해서 위대한 업적을 남겼는지 알아본다면, 과학에 대한 관심이 조금은 생기지 않을까요? 또한 훌륭한 과학자가 되려면 어떤 자질이 필요한지도 알 수 있을 겁니다. 저는 이 책이 자라나는 청소년들 말고도 아이를 키우는 부모님들과 노벨 과학상에 목말라 있는 높은 분들에게도 읽히면 좋겠습니다. 어린 시절부터 영어를 가르치고, 학교가 끝나면 자기들끼리 노는 대신 학원에 가서 밤늦게까지 있어야 하는 우리나라의 교육 풍토가 아이들을 과학으로부터 멀어지게 한다고 믿어서입니다. 우리나라가 앞으로도 쭉 노벨 과학상의 들러리 신세가 되지 않으려면 어떻게 해야 할지, 이 책에 실린 과학자들이 해답을 줄 수 있지 않을까요? 노벨상 수상식에서 "『청소년을 위한 의학 에세이』를 읽고 노벨 과학상을 꿈꿨습니다"라고 말하는 분이 나오길 바랍니다.

서민

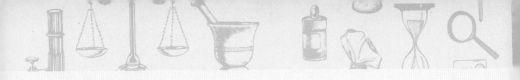

 차례

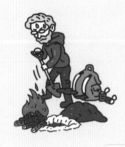
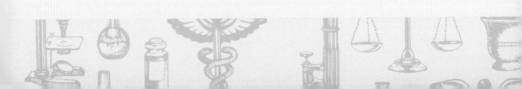

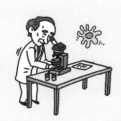

2장 치료법을 찾아내다

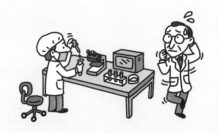

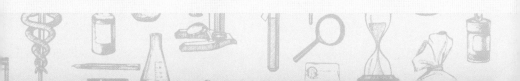

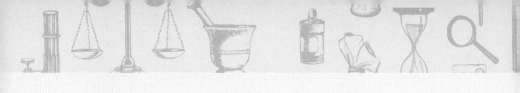

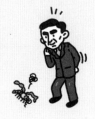

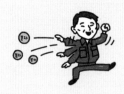

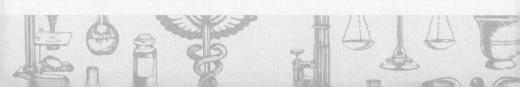

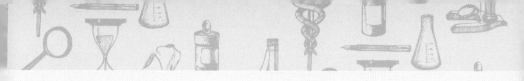

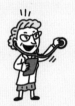

5장 새로운 의학 영역을 개척하다

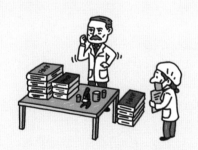

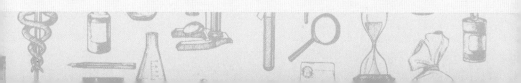

1장

질병의 정체를 밝히다

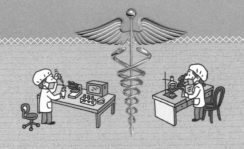

말라리아 병원체가 혈액 속에 있다고?

🩺 바나나 모양 기생충을 발견한 샤를 라브랑

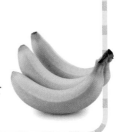

✺ 알제리로 간 라브랑

2012년 한 해 동안 전 세계에서 2억 명이 말라리아에 걸렸다. 그중 사망한 사람은 62만여 명에 달했다. 비단 이해에만 사망자가 많은 것은 아니고, 말라리아 사망자는 해마다 100만 명을 넘겼다. 말라리아 사망자가 없다시피 한 우리나라에서는 이 질병에 대해 별 관심이 없지만, 아프리카를 비롯한 많은 나라에서 말라리아는 국가적 골칫거리다. 40도를 넘나드는 고열이 나다가 혼수상태에 빠져 죽어 버리는 무서운 질병, 그게 바로 말라리아다.

지금이야 모기가 옮기는 질병이라는 게 밝혀져 있지만, 지금으로부터 100여 년 전만 해도 이 병원체에 대해 알려진 게 거의 없었다. 말라리아라는 단어도 '나쁘다'는 뜻을 지닌 'mal'과 '공기'를 뜻하는 'air'가 합쳐진 것으로, 나쁜 공기 때문에 전파된다는 고대인들의 믿음을 담고 있었다. 프랑스인 의사 샤를 라브랑(Charles Laveran, 1845~1922)은 말라리아의 정체를 궁금해했던 수많은 연구자 중 한 사람이었다. 그가 살았던 프랑스에서 말라리아는 '늪 열병(swamp fever)'으로 불렸다. 늪 근처에 갔다가 말라리아에 걸리는 일이 많아서였는데, 그 당시 사람들은 늪 근처에 악령이 살고 있기 때문에 그렇다고 생각했다. 물론 라브랑은 그 주장을 믿지 않았다. 라브랑은 프랑스의 식민지이자 많은 사람이 말라리아로 죽어 가던 알제리로 가서 본격적으로 말라리아를 연구하고자 했다. 알제리에 주둔하던 병사들이 말라리아로 죽어 가는 것에 골치를 앓던 프랑스 군대는 라브랑의 연구에 기꺼이 돈을 대 주기로 했다.

때는 1878년, 알제리의 병원은 말라리아를 앓는 환자들로 북새통을 이루고 있었다. 라브랑이 선택한 방법은 말라리아로 죽은 사람을 부검하는 것이었다. 아무 것도 모르는 백지 상태에서는 죽은 사람의 어느 부분이 이상한지를 볼 수 있는 유일한 방법이었으니까. 부검 결과 말라리아로 죽은 환자들한테서 이상한 점이 발견됐다. 간과 비장, 그리고 뇌에 검은 반점이 있었던 것이다. 한참 뒤 알려진 사실이지만 이 반점들은 헤모조인으로, 말라리아가 소화시키고 버린 헤모글로빈*의 찌꺼기였다.

> **헤모글로빈**
> 척추동물의 적혈구 속에 다량으로 들어 있는 색소 단백질이다. 혈색소, 혈구 소라고도 부르며, 생체 내에서 산소를 운반하는 일을 한다. 혈액의 색이 붉은 것은 헤모글로빈의 색깔 때문이다.

말라리아는 적혈구 안에 산다. 말라리아도 기생충이므로 식사를 해야 하는데, 적혈구 안에 먹을 거라고는 산소를 운반하는 단백질인 헤모글로빈밖에 없다. 맛은 없지만 어쩌겠는가? 그거라도 먹어야지. 맛이 없다는 것 이외에도 헤모글로빈의 문제점은 다 먹고 난 찌꺼기에서 산소라디칼◆을 발생시킨다는 것. 우리 면역계가 세균 등의 병원체를 죽일 때 산소라디칼을 만들어 죽이는 데서 볼 수 있듯이, 산소라디칼은 그냥 놔두면 말라리아에게 해롭다. 그래서 말라리아는 그 찌꺼기를 잘 싸서 버려야 하는데, 그 찌꺼기가 들어 있는 음식물 쓰레기 봉투가 바로 헤모조인이다. 말라리아의 치료제로 알려진 클로로퀸은 이 헤모조인을 만들지 못하게 함으로써 말라리아를 죽인다.

하지만 이런 것을 알 수 없던 라브랑은 환자들의 몸에서 관찰되는 검은 반점들을 보면서 머리를 쥐어뜯을 수밖에 없었다. 보통 사람 같으면 몇 번 보다가 "에이, 모르겠다" 하고 넘어갔겠지만, 라브랑은 무려 2년 동안이나 이 반점들을 관찰했다. "에이, 모르겠다"고 부르짖은 건 마찬가지였지만 말이다.

> **산소라디칼**
> 분자로 결합되기 전의 원자 상태로 있는 산소 원자

🌸 혈액에 주목하다

하다가 안 되면 방법을 바꿔야 하는 법. 라브랑은 죽은 사람 대신 말라리아를 앓고 있는 사람을 조사하기 시작한다. 다행스러운 점은

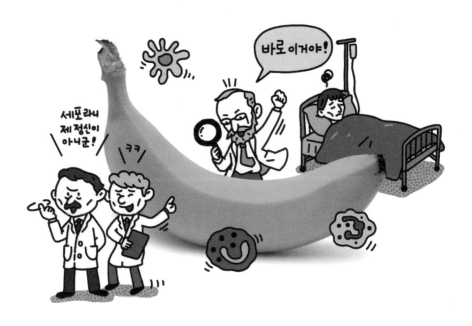

라브랑이 환자의 손가락에서 혈액을 채취해 관찰했다는 점이다. 말라리아는 혈액, 그중에서도 적혈구에 살고 있으니 혈액을 관찰하는 것은 곧 말라리아의 실체에 다가서는 가장 빠른 길이다. 100여 년이 지난 지금도 말라리아를 진단할 때 혈액 도말 검사라고 해서 슬라이드에 혈액을 떨어뜨려 관찰하고 있으니까. 라브랑이 어떻게 혈액을 검사할 생각을 했는지는 알 수 없다. 검은 반점을 관찰하다 갑자기 생각이 났을 수도 있고, 열이 나니까 피에 뭔가 있지 않을까 추측했을 수도 있다. 라브랑이 혈액 검사에 눈을 돌린 것은 어쨌든 다행스러운 일이고,

한 가지 확실한 것은 위대한 발견에는 어느 정도 운도 따라야 한다는 점이다. 결과는 금방 나왔다. 말라리아에 걸린 환자의 혈액에서 바나나처럼 생긴 물체를 발견한 것. 라브랑은 이 물체가 말라리아의 실체라고 확신했다. 그도 그럴 것이 말라리아 환자 192명의 혈액을 조사한 결과 148명에서 이 바나나가 발견됐지만, 말라리아에 걸리지 않은 사람에게서는 이 바나나가 관찰되지 않았으니 말이다.

약간의 의문점이 있기는 했다. 바나나가 말라리아의 실체라면, 왜 모든 환자한테서 바나나가 발견되지 않는 걸까? 이것 역시 나중에 밝혀진 사실이지만, 말라리아에는 크게 두 종류가 있다. 이틀마다 열이 난다고 해서 삼일열말라리아라는 이름이 붙은 것과 주로 열대 지방에서 유행하며 사람을 죽음에 이르게 하는 열대열말라리아가 그것이다. 이것 말고도 다른 두 종의 말라리아가 더 존재하지만, 인간에게 존재하는 말라리아의 거의 대부분은 이 두 종에 의해 발생한다. 그런데 라브랑이 관찰한 바나나 모양의 물체는 열대열말라리아에서만 관찰되는 말라리아의 한 형태였다. 이런 것을 알 리 없는 라브랑으로서는 나머지 44명한테서는 왜 바나나가 나오지 않는지 짜증이 났으리라.

✿ 라브랑의 외로운 싸움

약간의 찜찜함이 있었지만, 라브랑은 자신이 발견한 것이 말라리아의 실체라고 확신했다. 그는 자신처럼 말라리아를 연구하던 파리의 학자들에게 편지를 보냈다.

"친애하는 피에르 교수님, 글쎄 제가 말라리아의 실체를 알아냈지 뭡니까? 혈액에 존재하는 바나나, 그게 바로 말라리아의 정체입니다."

"친애하는 필립 교수님, 제가 일전에 말라리아의 정체를 밝히겠다고 알제리로 갈 때 교수님께서 제 손을 굳게 잡으면서 열심히 해 보라고 하셨지요? 그 일을 제가 해냈습니다."

이런 편지를 받고 나면 "라브랑, 자네가 해낼 줄 알았어"라든지 "자네는 정말 위대한 일을 해냈네!" 같은 답장이 와야 정상이겠지만, 현실은 그렇지 않았다. 그게 자신들이 못한 것을 라브랑이 해냈다는 것에 대한 시기심만은 아니다. 이미 말한 것처럼 그 당시엔 나쁜 공기가 말라리아의 실체라는 믿음이 광범위하게 퍼져 있었으니, 혈액에서 말리리아를 발견했다는 라브랑의 말이 뜬금없게 들렸을 것이다. 그러니까 파리의 학자들은 라브랑이 엉뚱한 것을 보고 말라리아로 착각했다고 생각한 것이다.

"자네는 그게 문제야. 자기만의 생각에 빠져서 진실을 보려 하지 않거든. 쓸데없는 짓 그만하고 이제 파리로 돌아오게. 와인이나 한잔해야지."

설상가상으로 프랑스 군대는 라브랑에게 지원하던 연구비를 끊어버렸다. 3년이 다 되는 동안 말라리아의 정체를 알아내기는커녕 바나나만 보다가 왔으니, 그런 결정이 내려진 것도 무리는 아니었다.

위대한 과학자에게 가장 필요한 것은 이런 역경에 굴하지 않는 의지다. 노벨상 정도를 탈 발견이라면 당시의 지배적인 관념을 뒤엎어야 하는데, 그러기 위해서는 그 관념을 신봉하는 학자들과 일전을 벌여야

18

하니까. 지동설♦을 주장한 갈릴레오(Galileo Galilei)를 보라. 종교재판에 회부돼 화형을 당할 뻔했잖은가? 비록 목숨은 건졌지만, 갈릴레오는 가택연금을 당한 채 남은 시간 내내 울분의 세월을 보내야 했다. 그 후손들 중에 과학계에서 위대한 업적을 낸 이가 없는 걸 보면 갈릴레오가 이런 유언을 남긴 게 아닌가 싶다. "과학에는 얼씬도 하지 마라!"

하지만 라브랑의 전기를 보면 이렇게 쓰여 있다.

"그는 남들이 자기를 어떻게 생각하는지 전혀 신경쓰지 않았다."

공자도 비슷한 말을 했다. "남이 알아주지 않는다고 하더라도 화내지 않으면 이 또한 군자가 아니겠는가!"

여전히 자신의 발견이 옳다고 여긴 라브랑은 악조건 속에서도 연구를 계속했고, 그 바나나가 바로 말라리아라는 라브랑의 주장은 다른 학자들에 의해 입증됐다. 말라리아가 공기 중에 있다는 믿음은 급속히 힘을 잃었고, 라브랑은 위대한 학자로 추앙받기 시작한다.

> **지동설**
> 태양이 우주 혹은 태양계의 중심에 있고 나머지 행성들이 그 주위를 공전한다는 우주관이다. 기원전 3세기 경 그리스의 아리스타르코스(Aristarchos)가 최초로 지동설을 제안하지만 인정받지 못했고, 이후 약 1,400여 년 동안 천동설이 지배하다가 갈릴레오, 케플러(Johannes Kepler) 등이 지동설의 근거를 제시하면서 점점 정설로 자리 잡게 되었다.

❋ 늦게 받아서 아쉬운 노벨 생리의학상

1907년, 라브랑은 노벨상 시상대에 섰다. 말라리아 병원체의 정체를 밝힌 공로였다. 평범한 사람 같으면 자신의 연구를 인정하지 않고 오히려 훼방만 놓았던 파리의 학자들을 향해 다음과 같은 말을 했으리라.

"피에르 교수, 필립 교수. 보고 있소? 내가 노벨상을 타는 모습을 말이야. 자네들은 내 위대한 발견을 전혀 믿지 않았고, 심지어 군대를 조종해 연구비를 끊어 버렸지. 난 그때의 일을 잊지 않고 있네. 노벨상 상금으로 파리 시민 전체에게 밥을 사더라도, 자네에게는 콩 한 쪽 주지 않을 생각이네."

하지만 라브랑의 노벨상 수상 소감에 그런 말이 전혀 없는 걸 보면, 라브랑이 불굴의 의지와 더불어 넓은 포용력을 가지고 있었던 게 틀림없다.

라브랑의 노벨상 수상이 아쉽다는 건 그가 로널드 로스(Ronald Ross)보다 상을 늦게 받았다는 사실 때문이다. 로스는 모기가 말라리아를 전파한다는 것을 발견해 노벨 생리의학상을 탔다. 로스가 이를 발견할 수 있었던 것은 말라리아가 혈액에 산다는 것을 밝힌 라브랑의 연구 덕분이었다. 게다가 라브랑은 자신의 발견을 논문으로 쓰면서 이런 말을 덧붙였다.

"사람의 혈액에 말라리아가 산다면, 말라리아를 전파하는 것은 분명 모기일 것이다."

그럼에도 불구하고 자신보다 로스가 5년이나 먼저 노벨상 시상대에 서는 건 라브랑에게는 서운한 일이었으리라. 하지만 라브랑은 로스를 이렇게 칭찬한다.

"말라리아 병원체가 어떻게 사람에게 들어오는지,

엉덩이를 드는 모기
아노펠리스 종의 모기만이 말라리아를 전파할 수 있는데, 이 모기는 사람 피를 빨 때 엉덩이를 높이 쳐든다.

20

이 의문점을 풀어준 이는 로널드 로스 박사였습니다. 그 덕분에 지금은 엉덩이를 드는 모기(anopheles)◆가 말라리아를 전파한다는 것을 아무도 의심하지 않습니다."

이쯤되면 라브랑의 포용력을 의심할 필요는 없을 듯하다. 훌륭한 연구자가 이런 포용력까지 갖춘다면, 그야말로 금상첨화다. 하지만 기억하자. 라브랑이 위대한 이유는 포용력이 아니라 위기에서도 굴하지 않았던 그의 불굴의 의지 때문이라는 것을.

더 읽어야 할 책

『말라리아의 씨앗』, 로버트 데소비츠 저, 정준호 역, 후마니타스, 2014년

『기생충, 우리들의 오래된 동반자』, 정준호 저, 후마니타스, 2011년

괴소문의 중남미 풍토병, 원인부터 해법까지

⚕ 카를로스 샤가스와 크루스파동편모충

"세상에 이렇게 훌륭한 시설이 있다니!"

브라질에서 의과대학을 졸업한 뒤 프랑스 파스퇴르 연구소에 유학을 간 오스왈도 크루스(Oswaldo Cruz)는 놀라움을 금할 수 없었다. 웅장한 건물, 최첨단 시설이 구비된 환경에서 연구원들이 열심히 의학 연구에 매진하고 있었기 때문이다. 충격을 받은 크루스는 브라질에 돌아가자마자 환자 치료뿐 아니라 질병 예방과 연구 등을 할 수 있는 연구소를 만들어 달라고 요구한다. 이렇게 해서 만들어진 '오스왈도 크루스 연구소'는 브라질 의학 분야에서 중추적인 역할을 담당하며 숱한 인재를 배출하는데, 그중 가장 뛰어난 이가 카를로스 샤가스(Carlos Chagas, 1879~1934)라는 데는 별 이견이 없을 것 같다.

✤ 크루스 연구소에 들어가다

샤가스는 1878년 브라질 남동부에 위치한 미나스 제라이스 주에서 태어났다. 아버지는 작은 커피 농장을 하고 있었지만, 샤가스가 4세 때 그만 죽고 만다. 샤가스와 세 명의 동생을 남겨 둔 채로. 샤가스의 어머니는 하루빨리 샤가스가 자라서 그 지역 다른 남자들처럼 광산에서 일하기를 바랐지만, 의사였던 그의 삼촌이 하루아침에 샤가스의 진로를 바꿔 놓는다.

"샤가스야, 광산 일도 필요한 일이지만, 난 네가 의사가 됐으면 좋겠어. 지금 브라질을 봐. 많은 이들이 황열이나 천연두 등 각종 풍토병으로 죽어 가고 있잖아? 의사가 돼서 이들을 고쳐 주는 것이야말로 정말 보람 있는 일이야."

샤가스는 그 설득에 넘어가 자신의 진로를 의학으로 정했고, 결국 리우 데 자네이루 의과대학에 들어간다.

샤가스가 졸업 후 전공한 것은 혈액에 사는 기생충 질환인 말라리아로, 당시 브라질에는 이따금씩 말라리아가 창궐해 사람들의 목숨을 빼앗고 있었다. 샤가스가 말라리아 환자 치료에 여념이 없던 어느 날, 크루스가 찾아온다. 당시 크루스는 황열과의 싸움을 성공적으로 수행하며 명성을 떨치고 있었는데, 영웅은 서로를 알아본다고, 크루스는 자기보다 7세 연하인 샤가스가 어지간히 마음에 들었던 모양이다.

"이봐, 샤가스. 우리 연구소는 너 같은 인재가 필요해. 내 밑으로 들어와 일하지 않겠니?"

삼고초려
오두막집을 세 번 돌아본다는 뜻으로, 뛰어난 인재를 얻으려면 정성을 다해야 한다는 뜻이다. 중국 촉한 시대의 임금 유비가 제갈량을 모셔 오는 데서 유래한 고사이다.

의학 연구보다는 눈앞의 환자를 살리는 데 더 매력을 느꼈던 샤가스는 크루스의 제안을 거절하고 말라리아 박멸에 힘쓰지만, 삼고초려(三顧草廬)◆까지 한 크루스를 끝내 외면할 수 없었다. 1906년 결국 크루스 연구소에 들어간 샤가스는 그곳에서 연구 인생의 대부분을 보낸다.

🌸 파동편모충의 발견

1907년의 어느 날, 샤가스는 크루스의 부름을 받는다.

"너 고향이 미나스 제라이스 주 맞지? 그곳에서 대규모 철도 공사를 하는데, 말라리아 때문에 아주 고생이 많다더라. 네가 가서 해결해 줘."

미나스 제라이스 주에 간 샤가스는 거기다 실험실을 차려 놓고 말라리아 박멸과 예방 사업에 주력하는데, 말라리아가 어느 정도 진정되자 다른 할 일이 없을까 찾던 중 빈대에 주목한다. 미나스 제라이스 주에는 오두막집이 많았고, 그런 집에는 하나같이 빈대, 그중에서도 노린재가 들끓었다. 노린재는 밤에 사람이 잠든 틈을 타 피를 빼는 것으로 악명이 높았다. 빈대가 혹시 해로운 병원체를 옮기지는 않을까 궁금했던 샤가스는 빈대 몇 마리를 붙잡아 해부하기 시작한다. 놀랍게도 뭔가가 나왔다. 샤가스가 빈대의 항문 근처에서 발견한 것은 바로 파동편모충이었다.

샤가스가 파동편모충을 찾은 건 이번이 처음은 아니었다. 이전에 원숭이의 혈액을 조사하던 중 운동성 세포기관인 편모와 망토 모양의 막을 가진 편모충을 발견했다. 원숭이에게 별다른 증상이 없었던 터라 해를 끼치는 기생충은 아니라고 판단했고, 미나스 제라이스 주에서 발견한 것이니 '미나스파동편모충'이라는 이름을 붙였었다. 그런데 사람이 사는 오두막의 빈대에서 그것과 비슷한 파동편모충이 발견된 것이다. 보통 사람 같으면 "아, 이게 원숭이의 혈액에서 발견된 편모충과 똑같은 것이구나"라며 넘어갔겠지만, 샤가스는 혹시나 싶어 빈대 몇 마리를 크루스 연구소로 보내면서 이렇게 메모를 남긴다.

"이 빈대의 항문 근처에 편모충이 있습니다. 제가 보기에는 별로 병원성은 없어 보이지만, 그래도 혹시 모르니 원숭이에게 감염시켜 보세요."

크루스 연구소에서는 당장 원숭이한테 편모충을 감염시켰다. 며칠 후 원숭이는 시름시름 앓았고, 원숭이의 혈액에서는 그 편모충이 수도 없이 관찰됐다. 이 결과는 병원성이 없다는 샤가스의 말과는 달랐다. 크루스로부터 그 이야기를 들은 샤가스는 대번에 연구소로 달려갔다.

"그 원숭이, 어디 있습니까?"

다시 보니 그 편모충은 미나스파동편모충과 형태학적으로 차이가 났다. 즉 새로운 편모충이라는 뜻이다. 병원성이 없을 때는 이름을 뭐라고 하든 큰 상관이 없지만, 원숭이를 앓게 하는 해로운 기생충이다 보니 서로 자기 이름을 붙이려고 했다. 해로울수록 더 많이 연구되고 오래도록 이름이 불리기 때문이었다. 샤가스는 '샤가스파동편모충'이라고 부르고픈 욕망을 가까스로 억제하고 그 기생충에게 '크루스파동편모충'이라고 이름을 붙인다.

✿ 샤가스병 환자를 찾아내다

샤가스는 미나스 제라이스 주로 돌아와 본격적으로 크루스파동편모충 연구에 몰두한다.

"원숭이에게 병을 일으킬 수 있다면 사람에게도 병을 일으킬 수 있는 게 아닐까?"

이런 생각을 하는 게 당연한 것이, 그 빈대는 사람 피를 잘 빨았고, 특히 밤에 자는 사람의 얼굴을 목표로 삼아 '키스하는 벌레(Kissing bug)'로 불리기도 했다. 게다가 사람과 더불어 사는 고양이의 혈액에서 크루스파동편모충이 발견되었으니, 사람한테서도 나올 가능성이 충분했다.

사람한테서 파동편모충을 검출하는 거 쉽지 않았지만, 샤가스는 거듭된 실패 끝에 발열에 시달리던 두 살짜리 여자아이의 혈액에서 마침내 파동편모충을 발견한다. 다른 원인이 없었기에 그녀가 겪던 고열은 크루스파동편모충이 원인이었을 터. 베레니스(Berenice)라는 이름의 여자아이는 훗날 '샤가스병'으로 불리게 되는, 크루스파동편모충 감염증으로 확인된 세계 최초의 환자가 됐다. 하지만 한 가지 과정이 더 필요했다. 로베르트 코흐(Robert Koch)의 '병원균 4원칙' 때문이었다.

1. 병원균은 질병을 앓고 있는 환자나 동물에서 반드시 발견해야 한다.
2. 병원균은 질병을 앓고 있는 환자나 동물에서 분리할 수 있어야 한다.
3. 분리한 병원균을 건강한 실험동물에 접종하면 동일한 질병을 일으켜야 한다.
4. 실험으로 감염시킨 동물에서 동일한 병원균을 다시 분리할 수 있어야 한다.

그래서 샤가스는 베레니스의 혈액을 햄스터에게 주사한 뒤 햄스터가 병이 드는 걸 확인했고, 혈액에서도 크루스파동편모충을 분리해 냈다.

✸ 갑자기 죽음을 맞이하는 병

크루스파동편모충에 감염되면 어떤 증상이 있을까? 아까 두 살짜리 아이는 열이 나고 말았지만, 그게 다는 아닐지도 몰랐다. 순간 샤가스는 마을에 떠도는 괴소문을 떠올렸다.

"마을에서 사람이 갑자기 죽고 그래요. 나이 든 것도 아니고 30~50세쯤 되는 사람들이 어느날 갑자기 죽어요."

샤가스는 급사한 사람들의 시체를 부검하기 시작했다. 죽은 사람 중 상당수에서 심장이 아주 비대해져 있었는데, 그 심장에서 놀랍게도 편모충이 관찰됐다. 샤가스의 짐작처럼 마을을 공포에 떨게 한 그 갑작스러운 죽음은 크루스파동편모충에 감염된 결과였다.

샤가스병에 대해 샤가스가 알아낸 것은 다음과 같다.

"이 편모충은 빈대의 항문 근처에 있다가 빈대가 사람 피를 빨 때 빈대의 똥과 함께 사람 피부로 내려온다. 빈대에게 물린 자리는 가렵기 마련이라 사람은 그쪽 피부를 긁게 마련인데, 그 틈에 빈대의 똥에 있던 편모충이 사람 몸 안으로 들어간다. 혈액 내에서 증식한 편모충들은 여러 장기로 가서 병을 일으키다가 빈대가 피를 빨 때 다시 빈대한테 들어가 성장, 발육한다. 다시 말해서 이 편모충은 빈대를 통해 사람에게 전파되는 새로운 질병이다."

다른 병과 다르게 샤가스병은 죽기까지 잠복기가 아주 긴 게 특징이었다. 10대 때 빈대에 물려 크루스파동편모충이 들어가면 잠시 열이 나는 등 몸살 증상이 있다가 3~4주가 지나면 완전히 회복된다. 아니, 되는 것처럼 보인다. 대부분의 환자들은 "잠깐 몸살을 앓았을 뿐, 이제는 괜찮다"라고 생각하지만, 이 시기에도 편모충은 환자의 몸을 공격하고 있다. 가장 흔히 침범되는 장기는 심장으로, 편모충은 심장의 근육을 망가뜨린다. 이때 손상되는 것은 근육만이 아니다. 심장이 24시간 뛸 수 있는 것은 심장에 있는 박동기가 심장한테 뛰라는 전기 신호를 보내기 때문이며, 이 신호는 근육에 있는 전선을 통해 심장의 각 부분에 전달된다. 그런데 편모충이 근육을 손상시킬 때 이 전선이 망가지기도 한다. 결국 사람들은 전기 신호 전달이 안 되는 바람에 갑자기 심장이 멎는다. '갑자기 죽는 병이 있다'는 괴소문도 이 결과였다. 심장이 이 정도까지 손상되려면 적어도 10~20년이 걸리는데, 급사하는 사람들이 대부분 30~50대인 건 바로 이 때문이다.

❀ 노벨상 수상에 실패하다

샤가스병을 발견한 공로로 샤가스는 두 번이나 노벨 생리의학상 후보에 오르지만, 수상에는 실패한다. 특히 1921년이 좀 아쉬운데, 아인슈타인이 후보 생활 16년 만에 드디어 노벨 물리학상을 거머쥔 그해

만큼은 샤가스가 노벨 생리의학상을 수상하는 게 유력해 보였다. 하지만 이변이 발생했다. 노벨상 선정 위원회가 그해 생리의학상은 수상을 하지 않기로 한 것. 여러 설이 난무하지만, 권위 있는 노벨상 선정 위원회가 보기에는 중남미에서만 국소적으로 유행한 질병을 섭렵한 브라질 의사가 탐탁지 않았던 게 아닐까 싶다.

하지만 샤가스가 더 섭섭해할 일이 있다. 지금도 라틴아메리카에는 500~600만에 달하는 샤가스병 감염자가 있고, 해마다 수만 명이 갑작스러운 심부전이나 심전도 이상으로 죽어 간다. 샤가스가 크루스파동편모충을 발견한 지 100년도 더 지났고, 이 병의 발병 원인부터 시작해 진단 방법까지 거의 모든 것을 밝혀 놓았는데도 말이다. 샤가스병의 치료제 개발에 대해 연구자나 제약회사가 관심을 갖지 않은 탓인데, 이것 역시 샤가스병이 중남미의 풍토병이라는 데 이유가 있을 듯하다. 하지만 중남미에서 온 이민자들이 늘어나고, 그들 중 일부는 혈액에 크루스파동편모충을 가지고 있으니, 이들을 통해 잘사는 나라 사람들도 샤가스병에 걸릴 위험이 증가하지 않겠는가? 샤가스병에 대해 관심을 갖자. '위 아 더 월드'의 정신을 발휘할 때다.

더 읽어야 할 책

『국제보건의 성공사례』, 룻 레빈 저, 김춘배·남은우·김창수 역, 조명문화사, 2014년
『역사 책에는 없는 20가지 의학 이야기』, 박지욱 저, 시공사, 2015년

영구 동토로 떠난 과학자

🌡️ 스페인독감을 향한 요한 훌틴의 열정

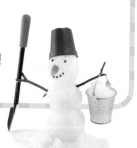

☀️ 독감 바이러스는 H와 N으로 분류한다

혹자는 독감을 독한 감기 정도로 알고 있지만, 독감과 감기는 엄연히 다른 질환이다. 감기는 아데노바이러스나 리노바이러스 등 200개 이상의 바이러스에 의해 생기며, 여름을 비롯한 사계절 내내 걸릴 수 있는 반면, 독감은 인플루엔자바이러스에 의해 생기며, 주로 겨울철에 유행한다. 독감을 의미하는 '인플루엔자(influenza)'는 '영향'이라는 뜻의 'influence'에서 파생된 단어로, 이는 독감이 추위의 영향으로 생긴다고 생각했기 때문이다. 증상 역시 차이가 나서, 감기는 재채기, 콧물, 인후통 등의 증상을 수반하는 데 그치는 반면, 독감은 열이 많이 나고 심한 근육통이 생기는 등 전신 증상이 나타난다. 감기로 죽는 사람은 거의 없는 반면 독감은 급성 기관지염이나 폐렴 등의 합병증으로 인해 사망에 이를 수도 있다. 특히 나이 든 사람이나 장기간 질병을 앓아 면역이 떨어진 사람한테서 사망률이 높은데, 매년 겨울이 오기 전 나이 든 사람들에게 독감 백신을 맞으라고 하는 것도 그 때문이다.

백신을 매년 맞아야 하는 이유는 또 뭘까? 독감 바이러스의 껍질에는 헤마글루티닌과 뉴라미니데이즈라는 당단백질이 있다. 헤마글루티닌은 바이러스가 인체 세포 내로 침입할 때 역할을 담당하고, 뉴라미니데이즈는 세포 안에서 복제를 마친 바이러스가 세포 밖으로 나올 때 역할을 한다. 우리 몸이 독감 바이러스를 항원으로 인식하는 부위가 바로 이 두 당단백질인데, 백신을 매년 맞아야 하는 이유는 유행하는 독감 바이러스가 다르기 때문이다.

헤마글루티닌을 H, 뉴라미니데이즈를 N이라고 표기할 때, 독감 바이러스는 어떤 H와 N을 가지고 있느냐에 따라 분류될 수 있다. 지금까지 발견된 H는 16개, N은 9개이니 이론적으로 16×9 = 144개의 독감 바이러스가 가능하지만, 매번 이 부위에 크고 작은 변이가 발생하므로 사실상 같은 바이러스는 없다고 해도 과언이 아니다. 그래도 H와 N이 어떤 조합이냐는 알 필요가 있는데, 특정 조합이 과거에 많은 사람의 목숨을 빼앗았다면 그다음 유행 때도 그럴 가능성이 높기 때문이다. 1957년 100만 명의 사망자를 낳았던 아시아독감은 H2N2였으며, 1968년 70만 명을 죽음에 이르게 한 홍콩독감은 H3N2였다. 하지만 역사상 최악의 독감은 따로 있다. 1918년 유행한 스페인독감인데, 그 당시 사망자가 2,500만 명이 넘었다. 스페인독감의 항원 조합은 H1N1. 2009년 초 발생한 신종플루가 전 세계를 공포로 몰아넣은 이유는 이 스페인독감과 항원 조합이 같았기 때문이었다.

✿ 헤일 박사의 제안

보통 독감의 사망률은 0.01퍼센트에 불과하다. 별로 높지 않다고 생각할지 모르지만, 해마다 독감에 걸리는 사람이 수십만 명에 달한다는 사실을 감안한다면 0.01퍼센트라고 해서 무시할 건 아니다. 그런데 스페인독감의 사망률은 보통 독감과는 차원이 달랐다. 감염자의 2.5퍼센트가 사망했고, 이로 인해 미국인의 평균 수명이 1917년 51세에서 39세로 급감했을 정도였다. 우리나라도 예외는 아니어서 1918년 10월 첫 환자가 발생한 이후 13만 명이 사망했다고 한다. 사정이 이랬으니 스페인독감의 정체를 알기 위한 수많은 연구가 진행된 건 당연했다. 하지만 그 당시의 연구 수준은 죄수들을 데려다가 독감 환자와 얼굴을 맞대고 이야기를 나누게 하는 정도에 불과해서, 스페인독감의 정체를 알아내기에는 역부족이었다. 게다가 독감의 유행이 점차 사라지면서 이에 대한 연구를 하는 사람조차 없어져 버렸다.

스페인독감의 유행 이후 30년이 지났다. 우리나라가 전쟁의 포화 속으로 빠져 들어갔던 1950년, 25세의 대학원생 요한 훌틴(Johan Hultin, 1925~)은 다른 대학의 바이러스 학자인 윌리엄 헤일(William Hale) 박사와 점심을 같이 먹는 영광을 안았다. 유명한 학자를 초청해 대학원 생들에게 지적 영감을 불어넣고자 하는 의도였는데, 그 자리에서 혜일 박사는 이런 말을 했다.

"1918년 스페인독감으로 많은 이가 죽었지. 그런데 그 원인을 아직 모르고 있네. 시간이 많이 지났지만 연구가 불가능한 것은 아니야. 지구에는 영구동토라고, 한여름에도 온도가 0도 이상으로 오르지 않아 일 년 내내 얼어 있는 땅이 있어. 누군가가 그곳으로 가서 영구동토 깊숙이 묻힌 시체들 속에 보존된 독감 바이러스를 얻어 온다면, 그 정체를 알 수 있을지도 몰라."

혜일 박사의 말은 당시 독감이 발생한 지역 중 꽁꽁 얼어 있는 곳에 가서 땅을 파고 시체를 뒤지라는 것. 그런 말을 들으면 사람들은 대개 이런 반응을 보인다. 못 들은 척하거나 "네가 가라, 영구 동토"라고 하거나, 아니면 그 자리에서는 관심을 보이는 척하다가 뒤돌아서면 곧 잊어버리는 식의 반응 말이다. 실제로 그 자리에는 교수와 대학원생이 여럿 있었지만, 그 말에 관심을 갖는 사람은 아무도 없었다. 하지만 단 한 사람, 훌틴만은 그 말에 "벼락을 맞은 듯한 전율을 느꼈다"고 했다. 훌틴은 스웨덴에서 태어나 의학을 공부했고, 그 후 미국 아이오와에 와서 병리학 공부를 하고 있던 터였다. 실험실에서 살면서 편안히 삶을 즐기는 것도 얼마든지 가능했지만, 훌틴은 삽을 들고 땅을 파는 일에 일생을 바치기로 한다.

✿ 삽으로 일궈 낸 훌틴의 도전

이 일이 가능하기 위해서는 다음과 같은 전제조건이 있어야 했다. 첫째, 스페인독감으로 사람들이 잔뜩 죽은 마을을 찾아야 한다. 둘째, 그 지역이 영구동토여야 한다. 셋째, 죽은 사람의 폐에서 꺼낸 바이러스를 분석할 기술이 있어야 한다. 넷째, 이 연구를 수행할 연구비가 있어야 한다.

첫 번째와 두 번째 조건은 여기저기 연락을 한 끝에 해결을 했다. 미국의 북쪽에 위치한 세 곳이 스페인독감 프로젝트의 후보지로 결정됐다. 연구비 문제도 어렵사리 해결됐다. 지도교수가 아이오와 대학에서 1만 달러를 얻어 온 것이다. 남은 건 세 번째 조건이었는데, 그 당시 훌틴은 바이러스만 찾으면 그걸 다른 동물 혹은 사람에게서 부활시킬 수도 있다고 믿었기에 이게 문제가 된다고 여기지는 않았다.

이제 막노동만 하면 됐다. 훌틴은 폐 조직을 담을 용기와 삽 한 자루를 들고 첫 번째 후보지였던 놈(Nome) 시로 떠났다. 놈은 알래스카 주에 있는 항구도시로, 1918년 스페인독감이 가장 먼저 습격한 곳이었다. 독감 희생자들이 묻힌 곳을 파내려 간 훌틴은 이내 실망하고 만다. 그곳이 영구동토가 아니었기 때문이다. 시체는 이미 다 부패하고 남은 것은 해골뿐이었다. 의외의 결과에 실망했지만 훌틴은 이에 굴하지 않고 다음 후보지로 간다. 이번에 찾아간 곳은 웨일스(wales)로 북미 대륙 최서단에 위치한 곳이었다. 웨일스는 스페인독감으로 인해 엄청난 희생자가 발생한 곳이었다. 그곳 주민의 증언에 의하면 자신의 증조할

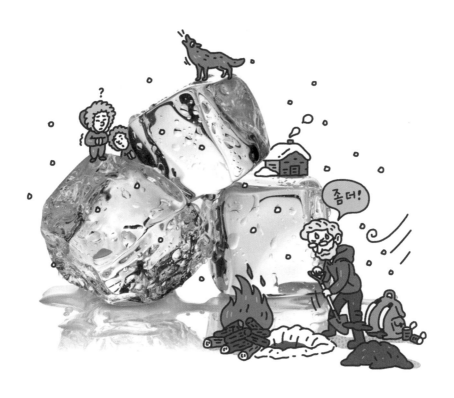

아버지가 우편집배원이었는데, 개 썰매에 우편물을 싣고 놈에서 돌아오다가 독감에 걸렸고, 웨일스에 돌아온 다음 날 세상을 떠났다고 했다. 그로부터 일주일 후, 웨일스 주민 396명 중 178명이 독감으로 죽었다. 홀틴은 그 주민이 말한 무덤을 어렵지 않게 발견했다. 커다란 십자가 아래 독감 희생자들이 한꺼번에 묻혀 있었으니까. 홀틴은 그 무덤 위에 서서 삽질을 하기 시작했다. 홀틴의 기대와는 달리 땅은 부드러웠다. 그곳 역시 영구동토가 아니었던 것이다.

이제 남은 곳은 단 한 곳. 처음에 갔던 '놈'보다 더 북쪽에 위치한 브레

비그(Brevig)로, 80명의 주민들 중 72명이 스페인독감으로 사망했다고
했다. 홀틴은 "다시는 그런 비극이 일어나지 않도록 예방해야 한다"고
주민들을 설득했고, 결국 허락을 받아 냈다. 땅을 파던 홀틴은 깜짝
놀랐다. 곡괭이를 찍어도 날이 들어가지 않았다. 그곳은 진짜로 영구
동토였던 것이다. 이 시체들을 어떻게 묻었는지 물어보니 고무호스를
통해 증기를 분사해 땅을 녹였고, 그렇게 해서 땅을 파고 2미터 깊이
에 시체들을 묻었다고 했다. 홀틴에게는 이곳이 약속의 땅이었다. 홀틴
은 불을 피워 가면서 땅을 팠는데, 그가 대단한 것은 이 모든 일을 혼
자서 했다는 점이다. 하루 16~18시간 동안 삽질을 했고, 그걸 나흘 간
반복한 끝에 홀틴은 독감으로 죽은 시신을 만날 수 있었다. 홀틴은 그
들의 폐 조직을 떼어 낸 뒤 용기에 넣었고, 아이오와로 금의환향한다.

❀ 40년 동안 간직한 열정

일은 생각처럼 쉽지 않았다. 아이오와에 도착한 홀틴은 가져온 폐
조직에서 바이러스를 꺼내 달걀에다 주사했다. 여러 날을 기다렸지만
바이러스는 자라지 않았다. 그다음으로 홀틴은 기니피그, 흰쥐, 그리
고 흰족제비의 코에 폐 조직의 내용물을 주입했다. 가지고 온 표본을
몽땅 넣었지만, 어떤 동물에서도 바이러스는 자라지 않았다. 홀틴은
"바이러스는 이미 죽었고, 되살리는 건 불가능하다"는 결론을 내릴 수
밖에 없었다.

독감 연구에 실패한 홀틴은 다른 연구로 학위를 받았고, 캘리포니아에서 개업을 한 뒤 병리학 의사로 일한다. 그동안에도 독감은 시시때때로 발생해 많은 희생자를 내지만, 독감 바이러스의 정체를 알 수 없었기에 백신 같은 것은 엄두를 내지 못했다. 놀라운 것은 홀틴이 개업의 생활을 하면서도 독감 바이러스에 대한 관심을 거두지 않았다는 점이었다. 대규모 독감이 발생할 때마다 홀틴은 각 대학의 연구자들에게 "브레비그로 가자!"는 편지를 썼지만, 그의 제안에 관심을 갖는 사람은 한 명도 없었다.

시간이 흘렀다. 그러는 사이 과학이 시나브로 발전해 몇몇 독감의 정체가 밝혀졌고, 그에 대한 독감 백신도 나왔다. 홀틴이 삽을 들고 영구동토로 떠날 이유는 더더욱 없어진 것처럼 보였다. 1997년 제프리 토벤버거(Jeffery Taubenberger)가 쓴 논문을 읽기 전까지는 말이다. 토벤버거는 미 국군병리학 연구소에서 일하고 있었는데, 그는 《사이언스(Science)》* 같은 유명 학술지의 표지에 나올 만한 위대한 연구를 하고 싶었다. 그가 생각해 낸 것은 바로 스페인독감으로, 스페인독감의 정체는 그 당시까지도 밝혀진 것이 없었다. 그는 그 바이러스를 분석해 낼 수만 있다면 《사이언스》의 표지 장식도 가능하리라고 봤다. 홀틴이 연구하던 1950년대에는 바이러스를 분석할 기술이 없었지만, 토벤버거 시절은 바이러스의 염기서열*을 읽어 내는 기

《사이언스》
미국과학진흥협회(AAAS)에서 발행하는 과학 전문 주간지이다. 1880년 에디슨이 투자한 돈으로 창간한 뒤 1900년 미국과학진흥협회가 인수하면서 미국을 대표하는 과학잡지가 되었다. 영국의 《네이처》와 더불어 세계 과학계에 가장 큰 영향력을 끼치고 있다.

염기서열
유전자를 구성하는 염기의 배열로 아데닌(A), 구아닌(G), 시토신(C), 티민(T)의 순서로 되어 있다. 인간 유전자의 경우 이들 네 종류의 염기 30억 개가 일정한 순서로 늘어서 있다.

포르말린
포름알데히드(CH_2O)의
37~40퍼센트 수용액으로
서 병리학적인 표본을 위
하여 또는 보존약으로 쓰
인다. 유해화학물질로 무
색에 투명하며 강한 자극
성을 가진 용액으로 병원
에서는 외과용 또는 소독
제로도 쓰인다.

계가 만들어진 후였다. 토벤버거는 포르말린*에 담겨 보관된 스페인독감 희생자들의 폐를 조사했고, 거기서 나온 바이러스의 염기서열을 분석해 논문으로 썼다. 그 논문은 그가 바라던 대로 《사이언스》에 실렸고, 변방의 과학자였던 토벤버거는 갑자기 쇄도한 인터뷰 요청에 정신을 못 차릴 정도의 유명인이 됐다.

여기에 그치지 않고 토벤버거는 더 큰 성과를 원했다. 유전 물질이 포르말린에 담가지면 깨지기 마련이어서, 그가 밝혀낸 염기서열은 극히 일부분에 불과했다. 그는 생각했다. "좀 온전히 보존된 바이러스를 구할 수는 없을까?" 그러던 어느날, 그는 우편함에서 편지 한 통을 발견했다. 토벤버거의 논문을 본 훌틴이 보낸 편지였다. 내용은 이랬다. 브레비그라는 곳에 스페인독감의 희생자들의 무덤이 있는데, 그곳이 영구동토인 탓에 바이러스가 아주 잘 보존돼 있을 것이라고. 토벤버거는 당연히 흥분했다. 훌틴은 말했다. "삽 한 자루만 있으면 된다."

1997년, 72세의 훌틴은 정말로 삽 한 자루와 폐 조직을 담을 용기 하나만 가지고 브레비그로 떠난다. 나이가 있다 보니 주민 네 명의 도움을 받아야 했지만, 30세가량 된 여성의 시체에서 잘 보존된 폐 조직을 얻는 데 성공한다. 초조하게 훌틴을 기다리고 있던 토벤버거는 그 폐 조직에서 바이러스를 분리해 염기서열을 분석했고, 그 덕분에 미지의 영역으로 남아 있던 스페인독감의 정체가 밝혀진다. 이 일을 한 사람은 토벤버거였지만, 스페인독감에 대한 열정을 40년이나 간직하

고 있던 홀틴이 아니었다면 불가능했으리라. 연구에 있어서 창의적인
아이디어의 중요성을 폄하하는 것은 아니지만, 그보다 더 중요한 것은
목적한 바를 꼭 이루겠다는 의지다. 72세의 나이에 얼어붙은 땅을 향
해 삽질을 하던 홀틴의 모습을 잊지 말아야 할 이유다.

더 읽어야 할 책

『신종 플루의 진실』, 테렌스 스티븐슨 저, 제효영 역, 시그마북스, 2010년

『이기적인 바이러스 플루』, 김우주 저, 동아일보사, 2009년

완전히 새로운 유형의 감염, 광우병

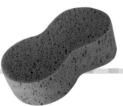

🩺 쿠루병에 주목한 대니얼 가이듀섹

☀ 죽음의 사자, 프라이온

"가장 마음 아팠던 것은 우리 애가 말을 할 수 없었던 겁니다. 얼마나 아프고 얼마나 무서운지 우리에게 말할 수 없었어요. 그 사실을 평생 가슴에 안고 살아야겠지요. 하지만 그 병에 대해 말하는 게 중요하다고 봅니다. 다른 나라들도 이 병에 대해 알아야 하니까요."

—조안나 엄마의 말

2003년 1월, 영국의 15세 소녀 조안나 깁스(Joanna Gibbs)가 세상을 떠났다. 그녀의 병명은 인간 광우병으로, 광우병에 걸린 쇠고기를 먹은 것이 원인이었다. 1960년대 영국에서는 소에서 단백질을 추출하고 남은 찌꺼기를 이용해 동물 사료를 만들었다. 소의 찌꺼기를 버리는 게 아깝기도 했고, 이렇게 하니까 가축의 체중이 급속히 증가하는 효과도 있어서 이는 곧 인기 상품이 됐다. 하지만 문제가 생겼다. 이런 사료를 먹인 소 중에 공격적인 행동을 보이고, 걸을 때 중심을 못 잡는다든지 앉았다가 일어서지 못하는 등 이상한 행동을 보이다 결국 죽어 버리는 소가 생겼다. 처음에는 행동만 보고 광우병이라고 불렀다. 하지만 그 소의 뇌를 현미경으로 관찰해 보니 뇌에 수많은 구멍이 뚫려 있었기에 이 병을 '소해면상뇌병증'이라고 부르기로 한다.

해마다 몇만 마리의 소가 광우병에 걸려 죽어 가자 이 소들로 만든 햄버거 등이 사람에게도 위험한 게 아닌가 하고 걱정하는 사람들이 생겼다. 하지만 축산업 위축을 우려한 정부 기관은 "전혀 해가 없다"라며 국민을 안심시켰다. 그래도 사람들이 불안해하자 1990년 당시 영국의 농림부 장관이던 존 검머(John Gummer)는 텔레비전에 출연해 자신의 딸과 함께 햄버거를 먹는 퍼포먼스를 선보였다. 그로부터 5년 뒤, 광우병으로 사망한 첫 번째 환자가 발생했다. 그 후 광우병 사망자는 계속 나왔지만, 사람들을 공포스럽게 한 건 1998년 사망한 클레어 톰킨(Clare Tomkins)의 사례였다. 그녀는 채식주의자였고, 13세 때인 1985년 이후로는 고기를 먹은 적이 없었다. 즉 광우병은 사람의 뇌 속에서 잠복했다가 13년 후에 발생할 수도 있다는 이야기였다. 더욱이 영국에서 소에게 동물성 사료를 먹이지 못하게 한 것이 1996년이니 그 이후에도 얼마든지 광우병 환자가 나올 수 있었다. 실제로 조

프라이온
양이나 염소의 스크래피
병, 광우병 등 다양한 질
병을 유발하는 인자로 단
백질(Protein)과 감염
(Infection)의 합성어이다.
전염력을 가진 단백질 입
자라는 뜻으로 보통의 바
이러스보다 훨씬 작으며
사람을 포함해 동물에 감
염되면 뇌에 구멍이 뚫려
신경세포가 죽음으로써
해당되는 뇌기능을 잃게
된다.

안나뿐 아니라 많은 사람이 광우병에 걸려 사망했다. 전 세계적으로 나온 200여 명의 인간 광우병 사망자 중 163명이 영국인이었다.

현재까지 밝혀진 광우병의 원인은 프라이온(prion)◆이라는 단백질이다. 세균도 바이러스도 아닌 단백질이 어떻게 무서운 질병의 원인이 될 수 있겠느냐고 생각할 것이다. 학자들 역시 프라이온 이론이 발표됐을 때 말도 안되는 소리라고 일축했었다. 참고로 프라이온이 원인이 되는 질환은 광우병 말고도 잠을 못 자다가 결국 죽음에 이르는 '치명적 가족성 불면증'과 만성적인 체중 감소로 죽음에 이르는 '만성 소모성 질병'이 있는데, 이쯤되면 프라이온을 죽음의 사자라고 불러도 될 것 같다. 그런데 이 프라이온은 어떻게 발견됐을까?

❀ 고산 지대로 간 가이듀섹

대니얼 가이듀섹(Daniel Gajdusek, 1923~2008)은 1923년 뉴욕에서 태어났다. 그의 아버지는 정육점을 하고 있었다. 눈치 빠른 이라면 정육점이란 단어에서 "아, 광우병 연구는 그의 운명일 수도 있겠구나!"라고 생각했을 텐데, 그런 추측에 걸맞게 가이듀섹은 어릴 적부터 과학에 지대한 관심을 보여 16세부터는 실험실에서 시간제 근무로 일하기도 했다.

게다가 그는 어린 나이에 동양의 오지를 여행할 기회도 얻었는데, 이런 경험들은 나중에 프라이온을 연구하는 데 도움이 됐다. 로체스터 대학을 졸업한 가이듀섹은 하버드 의과대학에 진학한다. 졸업 후 그는 여러 학교에서 연구를 계속하는데, 특이하게도 그를 가르쳤던 세 명의 교수는 모두 훗날 노벨상을 수상한다.

유행성출혈열
바이러스 감염증으로 고열과 출혈, 신부전 등의 증상을 일으킨다. 들쥐의 배설물에 있던 바이러스가 사람의 호흡기로 들어가 감염된다.

의과대학을 졸업하기는 했지만 가이듀섹은 환자를 직접 치료하는 의사가 될 마음은 없었다. 한국에서 유행성출혈열*이라는 바이러스 질환을 연구하는 등 평생의 연구 주제를 찾아 헤매던 그가 최종적으로 선택한 곳은 파푸아뉴기니였다. 호주 옆에 위치한 그 나라는 가이듀섹이 생각하기에 문명의 손길이 미치지 않은 곳이었고, 그곳에서 그는 '고립된 원시 문화권에서 어린아이가 어떻게 성장하며, 어떤 병에 걸리는지'에 관해 연구하고자 했다. 그런데 수도인 포트모르즈비에서 만난 한 의사와 나눈 대화는 향후 그의 운명을 결정지었다. 그 의사가 한 말은 다음과 같았다.

"여기서 동쪽으로 가면 산악 지대가 나와요. 거기에는 포레(Fore)족이라는 종족이 살고 있는데, 그 종족들 사이에 쿠루(kuru)라는 정체불명의 병이 돌고 있소. 그걸 좀 연구해 보면 어떻겠습니까?"

자신을 해칠지도 모르는 원시 종족들과 더불어 지내야 했지만, 오지를 두려워하지 않던 가이듀섹은 망설임 없이 그 고산 지대로 향했다.

✺ 쿠루의 정체

막상 가 보니 포레족은 상상 이상으로 원시적이었다. 특히 가이듀섹을 공포에 떨게 한 것은 그 종족의 추도 의식이었다. 사람이 죽고 나면 그 시체를 부족인들끼리 나누어 먹었던 것. 물론 그들이 처음부터 그랬던 것은 아니었고, 대략 50년쯤 전 다른 부족에게서 그 풍습을 배웠다고 했다. 그게 뭐 좋은 거라고 배우는지 모르겠지만, 처음 인육을 맛본 후 그들은 이렇게 말했다고 한다.

"이렇게 맛난 음식을 지금까지 안 먹고 뭐했지?"

가이듀섹이 갔을 때는 이미 그 풍습에 중독이 돼 다들 식인을 즐기고 있었다. 특히 여성과 어린이들에게 우선적으로 시체를 먹게 했는데, 쿠루라는 병이 발생한 시기는 그 풍습이 포레족에게 유행한 후였다.

쿠루에 대해 잠시 설명하자. 포레족의 말로 '떨림'을 뜻하는 쿠루에 걸린 환자는 툭하면 넘어졌고, 몸을 마구 떨었으며, 소가 그런 것처럼 공격적이 됐다가 사망했다. 환자의 대부분이 여성과 어린아이라는 점도 특이했다. 원인이 궁금했던 가이듀섹은 포레족의 음식은 물론이고 그들이 만지는 모든 것을 조사했다. 구리를 의심하기도 하고, 야채가 원인이 아닐까 생각하기도 했다. 그것도 아니면 유전일까? 답답했던 것은 가이듀섹이 시도한 어떠한 치료법도 환자들에게 효과가 없었다는 점이었다. 마지막 수단으로 가이듀섹은 죽은 이의 뇌를 검사해 달라고 미국으로 보냈는데, 조직검사를 한 러시아 병리학자가 이런 답장을 보냈다.

"뇌에 구멍이 수없이 뚫려 있네. 1920년대 야콥 (Jacob)과 크로이츠펠트(Creutzfeldt)◆라는 독일 병리학자가 이와 비슷한 소견을 기록한 적이 있는데, 그것과 관계가 있지 않을까?"

지금으로 보면 매우 중요한 내용이 담긴 편지였지만, 가이듀섹은 이 말을 새겨듣지 않았다. 하기야, 독일과 파푸아뉴기니 사이의 거리를 생각할 때, 관계가 있다고 생각하는 게 더 이상하지 않겠는가?

야콥·크로이츠펠트
뇌에 구멍이 뚫려 사망한 환자들을 세계 최초로 보고한 학자들로 그 둘의 이름을 따서 이 병을 '크로이츠펠트-야콥병'이라고 부른다. 이 역시 프라이온에 의해 발생한다.

✺ 느린 바이러스

파푸아뉴기니 생활을 뒤로한 채 미국으로 돌아온 가이듀섹은 쿠루의 정체를 알아내는 데 전력을 다했다. 이때 한 연구자가 단서를 제공해 줬다. 그는 동물 병리학자로, 과거 스크래피라는 병으로 죽은 양들을 검사한 경험이 있었다. 스크래피에 걸린 양들은 공격적인 성향을 보이는 데다 온몸을 미친 듯이 긁어 대다가 죽어 갔다(그래서 스크래피라는 병명이 붙었다). 쿠루 환자의 뇌 조직을 본 그 연구자는 스크래피에 걸린 양들의 뇌에서처럼 구멍이 뚫려 있다는 사실을 바로 알아차렸다. 쿠루가 비교적 최근에 알려진 것과는 달리 스크래피는 1700년대부터 유행했고, 따라서 많은 자료가 축적돼 있었다. 뇌 조직을 통해 전염될 수 있는, 일종의 감염병이라는 것도.

병리 소견이 같다면 원인도 비슷할 터. 가이듀섹은 쿠루 환자의 뇌 조직을 침팬지에게 주사했다. 그로부터 21개월이 지났을 때, 쿠루 환자의 뇌를 더 얻기 위해 파푸아뉴기니에 가 있던 가이듀섹에게 급한 연락이 왔다.

"침팬지 한 마리가 다리를 질질 끌고 몸을 떨어요. 마치 쿠루 환자처럼요."

침팬지들이 하나둘씩 죽어 갔다. 그 뇌를 검사한 결과 쿠루 환자한테서 본 것과 똑같이 뇌에 구멍이 뚫려 있었다. 스크래피가 그런 것처럼, 쿠루도 유전병이 아니라 감염병이었다. 그제서야 가이듀섹은 러시아 병리학자로부터 받은 편지를 기억해 냈고, 혹시나 싶어 크로이츠펠트-야콥병 환자로부터 얻은 신경조직을 침팬지에 주사해 봤다. 1년 후, 이 침팬지들도 똑같은 증상을 나타내며 죽었고, 그 침팬지들의 뇌 소견 역시 쿠루와 동일했다. 즉 크로이츠펠트-야콥병도 쿠루와 비슷한 종류의 병이었던 것이다. 가이듀섹은 의기양양하게 이 결과를 발표했다. 엄청나게 '느리게 증식하는 바이러스(slow virus)'가 쿠루의 원인이라고.

하지만 아직도 밝혀야 할 것이 있었다. 쿠루의 원인이 바이러스가 맞다면 실험실에서 배양할 수 있어야 했지만, 이게 불가능했다. 이상한 점은 또 있었다. 한 연구자가 스크래피 병원체를 죽이기 위해 건조시켜 보고, 끓여도 보고, 포르말린 같은 약품에 넣어 보기도 했지만, 병원체는 죽지 않았다. 닭을 익혀 먹으면 조류독감에 걸리지 않는 것처럼, 바이러스는 열에 매우 약하다. 그러니 스크래피와 쿠루의 원인이 같다면, 이는 최소한 바이러스는 아니라는 소리였다. 그 연구자가 쓴 논문을 읽은 가이듀섹은 혼란에 빠졌다. "이놈의 정체가 도대체 뭐야?" 병원체의 정체를 알아내지는 못했지만, 지금까지만으로도 그의 노력은 찬사를 받아 마땅했다. 가이듀섹이 1976년 '완전히 새로운 유형의 감염병을 발견한 공로'로 노벨 생리의학상을 수상한 것은 당연한 일이었다.

🌸 현장으로 달려가는 연구자

많은 학자들이 이 병원체의 정체를 밝히는 일에 뛰어들었다. 일부는 DNA를 의심했지만, DNA는 어디에서도 발견되지 않았다. 뒤늦게 그 일에 참여한 스탠리 벤 프루시너(Stanley B. Prusiner)는 여러 문헌을 뒤진 끝에 단백질이 원인이라고 확신했고, 연구를 통해 이를 입증했다. 그는 다음과 같은 가설을 내세웠다.

"내가 말하는 것은 감염성 단백질이야. 그 단백질이 사람한테 들어오면 원래부터 사람한테 있던 단백질이 변성을 일으키고, 그 결과 변성 단백질이 마구 증식하지. 그래서 병이 생기는 거야."

고열에도 죽지 않는 단백질이 있다는 게 믿기지 않았고, 그래서 학자들은 그의 주장이 말도 안 된다고 일축했지만, 결국 그 가설이 옳다는 것을 인정할 수밖에 없었다. 프루시너는 그 물질에 '프라이온'이라는 이름을 붙였고, 지금은 프라이온이 인간 광우병을 비롯한 여러 질병을 일으키는 원인이라는 것을 의심하는 학자는 없다. 하지만 파푸아뉴기니의 오지에 거주하면서 쿠루의 정체를 밝힌 가이듀섹이 없었다면 광우병의 정체를 알아내는 것은 수십 년 더 뒤로 미뤄지지 않았을까? 연구실을 박차고 현장으로 달려가는 연구자가 필요한 이유다.

더 읽어야 할 책

『광우병 논쟁』, 김기흥 저, 해나무, 2009년

『살인단백질 이야기』, D.T. 맥스 저, 강병철 역, 김영사, 2008년

『얼굴 없는 공포, 광우병 그리고 숨겨진 치매』, 콤 켈러허 저, 김상윤 · 안성수 역, 고려원북스, 2007년

암을 백신으로
예방한다니!

☤ 자궁경부암의 원인을 밝힌 하랄트 추어 하우젠

"제약회사 머크(Merck)사가 개발한 가다실9(Gardasil9)를 접종함으로써 90퍼센트의 예방 효과를 기대할 수 있을 것이다."

2015년 3월, 영국의 퀸 메리 대학의 잭 쿠직(Jack Cuzick) 교수가 한 말이다. 쿠직 교수가 무슨 일을 하는 사람인지는 알 필요가 없지만, 중요한 것은 이 분이 말하는 90퍼센트의 예방효과가 자궁경부암에 대한 것이라는 사실이다. 지금이야 자궁경부암 백신이 대중에게 많이 알려졌지만, 불과 10년 전만 해도 백신으로 암을 예방한다는 것은 상상조차 하기 힘들었다. 대체 어떻게 암에 대한 백신이 존재할 수 있을까? 그건 자궁경부암의 원인이 바로 바이러스이기 때문인데, 이걸 알아낸 사람이 바로 하랄트 추어 하우젠(Harald zur Hausen, 1936~)이다.

❀ 좋은 스승을 만나다

1936년 독일에서 태어난 추어 하우젠은 전쟁으로 인해 자기가 자란 도시가 폭격으로 완전히 파괴되는 것을 목격한다. 천만다행으로 가족들은 모두 무사했지만, 학교 건물이 다 부서져 열 살이 될 때까지 학교를 다닐 수가 없었다. 다른 친구들은 축구를 하면서 무료함을 달랬지만, 추어 하우젠은 달랐다.

"어려서부터 동물들을 쫓아다녔습니다. 특히 새를 좋아해 온갖 새 이름을 라틴어로 암기하느라 밤을 새웠지요."

그는 자신의 꿈을 과학자로 정하고 과학자들의 전기를 탐독하기 시작한다. 그를 매료시킨 과학자는 로베르트 코흐였는데, 세균 연구로 일가를 이뤄 '세균학의 아버지'로 불린 코흐와 달리 추어 하우젠은 숙주 세포* 안에 있는 기구들을 이용해 증식하는 바이러스에 깊이 빠져든다. 장차 바이러스 학자가 될 결심을 한 추어 하우젠은 대학 입학 시험을 앞두고 약간의 고민을 한다.

"바이러스 연구를 하려면 생물학과를 가야겠지만, 난 그냥 바이러스보다 인간에게 병을 일으키는 바이러스에 더 관심이 있단 말이야. 그러니까 의학을 전공하는 게 더 좋을 것 같아. 그래. 결정했어. 의대로 갈래!"

> **숙주 세포**
> 다른 미생물을 기생시켜서 영양을 공급하는 세포이다. 바이러스는 자기 혼자 독립해서는 살 수 없고 다른 세포에 기생하여 대사와 증식을 할 수 있는데 이 때 이용되는 세포이다.

당시 독일에서는 의과대학 졸업 후 2년간은 인턴으로 근무해야만 실제 환자를 볼 수 있는 자격증을 줬는데, 추어 하우젠은 그 기간 동안 주로 내과와 외과에서 수련을 받았고, 약간의 짬을 이용해 산부인과를 돈다. 바이러스 연구가 평생의 꿈이라면 내과, 그중에서도 감염내과에 관심을 가져야 마땅하지만, 신기하게도 추어 하우젠은 산부인과에 매력을 느꼈다. 새를 좋아해서 과학자가 되겠다고 한 것이나 세균 전문가인 코흐를 추종하다 바이러스에 매료된 것은 이해할 수 있지만, 바이러스 연구가 꿈인 사람이 왜 산부인과에 빠졌는지는 이해하기 어렵다. 하지만 그가 결국 '자궁경부암의 원인은 인유두종 바이러스'라는 사실을 밝혀낸 걸 보면, 그가 산부인과를 좋아했던 것은 신의 한 수라 해도 과언은 아니다.

잠시 산부인과에 빠지긴 했지만, 추어 하우젠에게는 바이러스에 대한 열망이 훨씬 컸다. 그래서 그는 의사 자격증을 딴 뒤 뒤셀도르프 대학의 미생물 연구소에서 3년 반 동안 바이러스 연구를 한다. 이때 처음으로 그는 '내가 올바른 길을 가고 있는가?'에 대해 회의를 느낀다. 연구라는 게 원래 생각만큼 결과가 잘 나오지 않고, 같이 대학을 졸업한 친구들이 흰 가운을 입고 진료하는 모습을 보면 스스로 뒤처진다는 생각을 할 수도 있으니까. 그래서 그는 두 달여 동안 '환자를 보는 의사가 될까?'라는 고민 때문에 방황하기도 하는데, 아무리 생각해도 자신은 바이러스를 사랑한다는 사실을 깨닫고 마음을 잡는다.

어려울 때 필요한 존재는 좋은 스승. 추어 하우젠은 미국으로 건너가 필라델피아 아동병원에 들어간다. 그 병원에서 일하는 헨레 부부(Werner & Gertrude Henle)는 인간에게 감염되는 바이러스 연구에서 탁월한 학자였고, 특히 엡스타인-바 바이러스(Epstein-Barr virus, EB 바이러스)의 권위자였다. 헨레 부부는 악성 종양 중 하나인 림프종 환자에게서 이 바이러스에 대한 항체가 높다는 걸 최초로 밝혔는데, 이는 EB 바이러스가 정상 백혈구를 암세포로 만드는 데 중요한 역할을 한다는 것을 암시했다.

안 그래도 바이러스에 몰두해 있던 추어 하우젠이 이 바이러스에 매료된 것은 당연한 일이었다. 아마도 그는 이렇게 외쳤을 것 같다.

"아니, 바이러스가 암을 유발하다니! 이럴 수가 있나?"

독일에서 자리를 잡은 뒤에도 그는 한동안 EB 바이러스 연구에 전념한다. 그는 아프리카 아이들에게 많은 버킷씨 림프종(Burkitt's lymphoma)에서 EB 바이러스의 DNA를 발견하는 등 일련의 성과를 거두지만, 이 결과는 조사 대상과 방법만 다를 뿐 헨레 부부의 연구에 비해 크게 새로울 것은 없었다. 천재는 2인자에 만족할 수 없는 법. 추어 하우젠은 뭔가 좀 새로운 연구 주제가 없을까 고민하기 시작한다.

산부인과에 길이 있다

1972년 에를랑겐-뉘른베르크 대학으로 옮긴 추어 하우젠은 직장도 옮긴 김에 연구 주제를 바꾼다. 한때 그를 매료시켰던 산부인과에서 여성의 사망 원인 중 상당수를 차지하던 자궁경부암으로 말이다. 그도 그럴 것이, 자궁경부암도 바이러스 감염이 원인이라는 설이 파다했다. 그 당시 유력한 용의자는 헤르페스 바이러스 2형으로, 입술 근처에 물집을 만드는 1형과 달리 2형은 성기 근처에서 사마귀 비슷한 병변을 만드는 것으로 알려졌다. 사마귀는 물론 양성종양이지만, 피부를 우뚝 솟아오르게 만드는 바이러스이니만큼 악성종양을 일으키는 것도 가능하리라는 게 당신의 지배적 견해였다. 이전에 버킷씨 림프종에서 EB 바이러스의 DNA를 발견하는 일을 했던 추어 하우젠은 이 기술을 이용해 자궁경부암의 정체를 파악하고자 했다. 자궁경부암 조직을 떼어 낸 후 거기서 헤르페스 바이러스 2형의 DNA를 발견하면 되는 일. 하지만 이 시도는 번번이 실패하고 만다. 이 이야기는 헤르페스 바이러스가 자궁경부암의 원인 바이러스는 아니라는 뜻이었다.

그렇다면 원인이 뭘까? 여러 문헌을 뒤지던 끝에 추어 하우젠은 성기에 사마귀를 일으키는 바이러스가 하나 더 있다는 것을 알아낸다. 바로 인유두종 바이러스였다. 게다가 문헌들을 보니 원래 사마귀였다가 암으로 변한 것들 중에 인유두종 바이러스가 들어 있는 경우가 꽤 있었다. "이거다!" 싶었던 추어 하우젠은 1974년 자궁경부암의 원인에 대한 국제회의에 참석해 이런 말을 한다.

"제가 좀 연구를 해 봤는데, 자궁경부암과 헤르페스 바이러스는 아무런 상관이 없습니다. 그 대신 인유두종 바이러스를 주목하십시오. 제가 보기에는 그거야말로 자궁경부암의 원인입니다."

그의 발언이 끝나자 회의장은 침묵에 빠졌다. 추어 하우젠의 발언이 너무 충격적이어서가 아니라, 그의 말에 아무도 관심을 보이지 않았기 때문이다. 대부분의 학자들이 헤르페스 바이러스가 자궁경부암의 원인이라는 생각에 깊이 빠져 있던 데다, 추어 하우젠이 말한 인유두종 바이러스는 지극히 착한 바이러스라는 생각이 팽배했던 까닭이다.

✺ 인유두종 바이러스를 찾아서

회의장을 나서면서 추어 하우젠은 자신의 가설을 증명하겠다는 의지로 불타 있었다. 그러기 위해서는 자궁경부암에서 인유두종 바이러스의 DNA를 찾아야 했지만, DNA는 쉽게 발견되지 않았다. 이 현상을 설명하기 위해 "바이러스가 워낙 교묘하게 숨어 있어서 그런 거지, 인유두종 바이러스가 자궁경부암의 원인이 아닌 것은 아니다"라는 가설을 세우기도 했지만, 그의 말에 관심을 보이는 사람은 역시나 없었다. 명확한 증거를 들이밀어도 믿을까 말까인데, 허무맹랑해 보이는 가설을 내놓으니 누가 그 말을 믿겠는가?

그로부터 10년이 다 될 때까지 추어 하우젠은 여전히 자궁경부암에서 인유두종 바이러스를 찾아 헤매고 있었다. 실제로 많은 연구자가 자신이 원하는 것을 찾다가 실패한다. 성공하면 큰 보상이 따르지만, 실패자에게는 돌아오는 것이 없다. 10여 년간 했는데 성과가 나오지 않았다면 대부분 포기하고 다른 주제를 알아봤겠지만, 7세 때부터 바이러스학자가 되겠다고 마음먹었던 추어 하우젠은 그럴 수가 없었다. 그런데 그렇게 오랜 시간을 찾았는데 바이러스의 흔적도 발견되지 않은 이유는 무엇이었을까? 나중에 안 사실이지만 인유두종 바이러스는 하나가 아니었다. 헤르페스 바이러스에도 1형과 2형이 있는 것처럼 인유두종 바이러스에도 여러 타입이 있었는데, 추어 하우젠은 그걸 모른 채 하나의 인유두종 바이러스만 찾으려고 했던 거였다. 뒤늦게 여기에 생각이 미친 추어 하우젠은 인유두종 바이러스의 타입을 조사했고, 여러 타입의 인

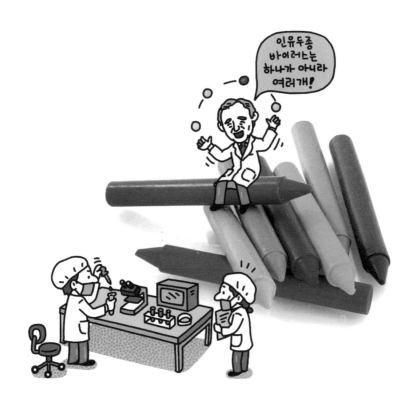

유두종 바이러스가 존재한다는 사실을 비로소 깨달았다.

걸림돌이 제거되면 그다음부터는 쉬운 법. 추어 하우젠은 1983년 자궁경부암에서 떼어 낸 조직으로부터 드디어 인유두종 바이러스의 DNA를 발견하였다. 이 바이러스는 그가 인유두종 바이러스 16형이라고 명명했던 것이었다. 그로부터 1년 뒤에는 인유두종 바이러스 18형도 찾아냈다. 여기에 그치지 않고 추어 하우젠은 전 세계 자궁경부암 조직을 검사한 끝에 16형이 전체의 50퍼센트가량에서 발견되고 18형이 전체의 20퍼센트에서 발견된다는 것을 확인했다. 인유두종 바이러스가 자궁경부암과 밀접한 관련이 있음이 증명되는 순간이었다. 하지만 학계의 여론은 쉽사리 바뀌지 않았고, 추어 하우젠의 발견이 학계에서 인정되기까지는 그로부터 또 10여 년의 세월이 흘러야 했다.

추어 하우젠은 다른 연구자들이 애당초 자기 말에 주목하지 않았던 게 못내 서운했던 모양이다. 2008년, 72세의 나이에 노벨상을 수상한 그는 독일 언론과의 인터뷰에서 이렇게 말한다.

"다들 나를 이상한 사람 취급했다. 특히 아무개 선생은 이 바이러스가 암과 아무런 관계가 없다고 공언하기도 했다."

72세에도 이렇게 옹졸하다고 뭐라고 하지 말자. 위대한 발견을 했으니 이 정도 투덜댈 권리는 있지 않겠는가?

✿ 자궁경부암 백신의 개발

지금은 자궁경부암의 원인이 인유두종 바이러스라는 것을 의심하는 사람은 없다. 자궁경부암의 99.7퍼센트에서 인유두종 바이러스가 발견된다. 인유두종 바이러스의 타입은 무려 130개나 되지만, 모든 인유두종 바이러스가 다 암을 일으키는 것은 아니다. 전체 자궁경부암의 70퍼센트가 16형과 18형에 의해 일어나니, 일단 이 두 타입에 대한 백신을 만들어 주사한다면 자궁경부암을 상당 부분 예방할 수 있을 터였다. 하지만, 의외로 백신을 만들겠다는 회사가 나타나지 않았다. 연구자가 아무리 훌륭한 발견을 해내도 회사에서 투자를 하지 않으면 백신은 만들어질 수 없다. 추어 하우젠의 노력이 결실을 본 것은 2006년에 이르러서였다. 처음에는 16형과 18형에 대한 백신이 만들어졌고, 여기에 6형과 11형이 추가됐다. 머크사에서 개발된 가다실9는 위 네 타입 외에 자궁경부암의 원인 중 20퍼센트를 차지하는 31, 33, 45, 52, 58형이 추가된 것으로, 90퍼센트의 예방효과가 있다.

많이 줄어들기는 했지만 자궁경부암은 우리나라에서 4위의 빈도수를 자랑하는 흔한 암이니 백신의 적극적인 접종이 필요하다. 그럼에도 실제 접종률은 그리 높지 않은데, 이는 백신의 부작용이 시시때때로 보도된 탓이기도 하지만, 가격이 너무 비싸다는 것도 원인이 된다. 이 백신의 개발자인 추어 하우젠도 이에 대한 이야기를 한다.

"가장 큰 문제는 이 백신의 가격이 너무 비싸다는 점입니다. 개발도상국 여성들도 백신을 접종받을 수 있게 가격을 낮춰야 합니다."

그렇게만 된다면 자궁경부암이 지구에서 사라지는 날이 올 수 있지 않을까? 그날이 언제가 될지 몰라도 이런 일을 가능하게 해 준, 7세 이후부터 초지일관 바이러스 연구의 길을 걸어 온 추어 하우젠의 노고에 감사드린다.

더 읽어야 할 책

『바이러스 행성』, 칼 짐머 저, 이한음 역, 위즈덤하우스, 2013년

『교양인을 위한 노벨상 강의(생리의학상 편)』, 야자와 사이언스 연구소 저, 박선영 역, 김영사, 2011년

대니얼 가이듀섹
모험심이 가져온 승리

2008년, 광화문 광장에 많은 사람들이 모였습니다. 대통령이 미국과의 쇠고기 수입 협상을 잘못했다는 게 그 이유였지요. 그들이 두려워했던 것은 바로 광우병이었습니다. 쇠고기를 먹는 것만으로도 감염될 수 있으며, 아무리 끓여도 죽지 않고, 사람에게 감염되면 뇌에 스폰지처럼 구멍이 뚫려 죽는다는 무서운 병..여기까지만 들어도 사람들이 그때 왜 그렇게 분노했는지 알 수 있을 것입니다. 실제로 영국에서는 감염된 쇠고기를 먹고 167명의 환자가 발생한 바 있습니다. 정부가 미국과 추가 협상을 했고, 그 이후 국내에 감염자가 생기지 않아 광우병에 대한 공포는 진정됐지만, 광우병은 앞으로도 계속 지켜봐야 할 무서운 질환임에 틀림없습니다.

인간이 광우병에 속수무책일 수밖에 없는 이유는 병원체가 세균이나 바이러스와 전혀 다른, 프라이온이라는 감염성 단백질이 병을 일으키기 때문입니다. 세상에, 단백질이 병을 일으키는 게 말이나 됩니까? 하지만 사실입니다. 프라이온은 원래 인간에게 있는 단백질인데, 감염성 프라이온이 사람 몸에 들어오면 기존 단백질이 변성됨으로써 병이 생깁니다. 이런 놀라운 사실을 알아낸 이는 프루시너(Stanley B. Prusiner)라는 학자로, 1997년 노벨 생리의학상의 주인공이기도 합니다. 하지만 과학적 업적이 다 그렇듯 프루시너의 발견이 있기까지는 다른 과학자들의 선행 연구가 있었습니다. 그중 가장 중요한 인물이 바로 대니얼 가이듀섹이지요.

그에게서 주목해야 할 점은 연구에 대한 그의 열망이었습니다. 보통 의과대학을 졸업하면 대부분 환자를 보는 의사가 됩니다. 그게 나쁘다는 것은 아닙니다. 환자를 보는 일은 매우 보람 있는 일임에 틀림없습니다. 하지만 의학은 끊임없이 진보해야 합니다. 새 치료법을 개발해 기존에 고치지 못하던 병을 낫게 하고, 과거에 없던 질병의 출현에 대비하기도 해야겠지요. 이를 위해 필요한 것이 바로 의학 연구입니다. 가이듀섹이 선택한 것도 바로 이 분야였습니다. 더구나 가이듀섹은 선진국에 흔한 질병 대신, 미지의 세계의 질병을 연구하고 싶어했지요. 그가 우리나라에 와서 한국형 유행성출혈열을 연구한 것도, 미지의 질병을 연구하기 위해 파푸아뉴기니로 떠난 것도 그 열정의 결과물입니다. 결국 가이듀섹은 광우병 역시 감염된 동물의 조직을 먹어서 걸린다는 것을 세계 최초로 알아냈습니다. 노벨 생리의학상은 그 열정에 대해 인류가 주는 작은 보답입니다. 우리나라는 어떨까요? 의과대학 졸업생의 99.9퍼센트가 환자를 보는 임상의사가 됩니다. 의학 연구에 뛰어드는 나머지 0.1퍼센트도 실험실에서만 연구를 할 뿐, 미지의 세계로 모험하려 하지 않습니다. 이 책이 여러분에게 잠자던 모험심을 깨워 주길 바랍니다.

2장

치료법을 찾아내다

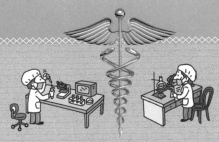

세계 최초의 신장투석기

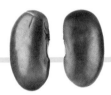

🩺 신부전 치료의 활로를 뚫은 빌렘 콜프

지인 한 명이 택시를 타고 가다 교통사고가 났다. 그 순간 그는 고개를 숙이며 머리를 감싸 쥐었다고 한다. 다른 곳은 다쳐도 뇌는 다치면 안 된다는 생각에서였다. 그에게 뇌 다음으로 중요한 곳이 어디냐고 물었더니 '심장'이라고 했다. 3위는 간이고 4위는 폐, 5위는 잠시 생각하더니 '그곳'이라고 했다(남학생이라면 동의할 것이다). 5위인 '그곳'을 제외하면 그가 말한 장기들이 다 생명과 직결되는 중요한 것들이기는 하다. 하지만 우리 몸에는 없으면 살 수 없는 장기가 하나 더 있는데, 그게 바로 신장이다. 우리 몸의 독소를 소변으로 내보냄으로써 혈액을 깨끗하게 유지하는 신장은 안타깝게도 그 중요도에 비해 평가를 제대로 받지 못하고 있다. 아마도 신장이 두 개라서 하나가 망가져도 괜찮기 때문이고, 또 다른 하나는 망가지면 대책이 없는 뇌, 심장, 폐와 달리 신장은 투석을 통해 그 기능을 대신할 수 있기 때문이리라. 실제 우리나라에서도 당뇨, 고혈압, 신장염 등으로 인해 신장이 망가진 이들이 투석을 통해 삶을 영위하고 있다. 이 투석기를 만든 이가 빌렘 콜프(Willem Kolff, 1911~2009)이다.

😊 난독증을 가진 소년

빌렘 콜프는 1911년 네덜란드의 레이든이란 곳에서 태어났다. 그의 아버지는 의사였고, 결핵 요양소의 소장을 맡고 있었다. 그렇다면 콜프도 의학에 관심을 가질 만도 했지만, 콜프는 의사만은 되지 않겠다는 생각을 했다. 이유는 다음과 같았다. 그의 아버지는 헌신적으로 환자를 돌봤지만, 그 당시는 결핵을 치료할 수 있는 약이 없었다. "오랫동안 돌본 환자가 좋아지지 않고 죽어 나갈 때 아버지는 절망하셨고, 심지어 울기까지 했습니다." 아버지가 고통스러워하는 모습을 본 콜프는 자신은 절대로 의사가 되지 않겠다고 결심한다.

하지만 또 다른 시련이 그를 기다리고 있었다. 콜프의 학습 능력이 그리 신통치 않았던 것이다. 특히 고등학교 시절이 그랬다. 당시 네덜란드에서는 라틴어와 그리스어 과정을 몇 년씩 의무적으로 배워야 했는데, 콜프는 이 과목들에 전혀 흥미가 없는 데다 문장을 읽어도 그 뜻을 이해하지 못하는 소위 '난독증'에 시달렸다. 지금이야 난독증이 질병으로 인정돼 선생님들이 배려를 해 주지만, 콜프가 학교를 다니던 시절에는 그런 배려를 기대할 수 없었다. 콜프는 숙제조차 제대로 해 가지 못해 지진아 취급을 받아야 했다. 그가 기댈 수 있는 것은 '학생 때 공부 잘한 학생이 꼭 성공하는 것은 아니다'라는 아버지의 말이었다. 그러면서 아버지는 그에게 의사가 되라고 권했다. 학교 성적도 좋지 않은 데다 난독증까지 있던 학생이 의과대학을 어떻게 가느냐고 하겠지만, 지금과 달리 그 시절에는 의과대학이 그렇게 인기 있는 과는 아니었고, 난독증도 콜프가 노력한다면 어느 정도는 극복될 수 있었다. 남보다 조금 느리게 읽어야 하지만, 그만큼의 시간을 투자하면 따라잡을 수 있으니 말이다. 결국 콜프는 레이든 의과대학에 들어간다.

😃 브루닝의 죽음

콜프가 의과대학를 졸업하던 1938년은 국제적으로 불안감이 증폭되는 시기였다. 독일에서 아돌프 히틀러(Adolf Hitler)◆가 집권해 군사력을 증강시키는 것을 이웃 나라들은 우려의 눈으로 바라보고 있었다. 그해 대학병원에 일자리를 얻은 콜프는 잔 브루닝(Jan Bruning)이라는 환자를 돌보게 됐다. 브루닝은 22세였고, 사구체신염을 앓고 있었다.

사구체란 무엇일까. 신장은 소변을 만들어 내는

> **아돌프 히틀러**
> 독일의 정치가이자 악명 높은 독재자로 제2차 세계대전을 일으킨 인물이다. 집단 애국주의와 반유대주의를 부르짖으며 600만에 달하는 유대인을 학살했다.

보먼주머니
모세혈관이 뭉친 덩어리
인 사구체를 감싸고 있는
주머니로 혈액으로부터
소변을 여과시키는 첫 번
째 단계가 일어나는 기관
이다. 두 겹으로 되어 있
는데 내엽은 매우 얇으며 사
구체의 모세혈관과 맞닿
아 있고, 외엽은 약간 두꺼
우며 사구체로부터 떨어
져 있다.

곳이다. 소변은 다음 과정을 거쳐 만들어진다. 우리 몸을 돌던 혈액은 신장으로 가면 보먼주머니* 안에서 털뭉치처럼 꼬인 모세혈관을 지나가야 한다. 꼬불꼬불한 좁은 길을 지나다 보면 혈류 속도가 느려지기 마련인데, 그동안 우리 몸 속 노폐물의 결정체인 요소가 빠져나가고, 나트륨과 칼륨 등 전해질의 균형도 바로잡아 준다. 이 모세혈관 덩어리를 '사구체'라고 부르며, 사구체와 그를 둘러싸고 있는 보먼주머니를 합쳐 네프론이라고 한다. 즉 네프론은 소변을 만드는 주요한 기구라고 할 수 있는데, 각 신장에는 이 네프론이 100만 개 이상 있고, 여기서 걸러진 요소기 다량 함유된 용액이 세뇨관으로 모여 소변이 되는 것이다.

브루닝이 앓는 사구체신염은 사구체에 염증이 생기는 병이고, 염증이 지속되면 결국 사구체가 망가져 요소 배출이라는 신장 본연의 기능을 할 수 없다. 이 상태를 '신부전'이라고 부른다. 신장도 두 개고, 네프론이 그렇게 많은데 뭐가 걱정이냐 하겠지만, 사구체신염은 알 수 없는 이유로 양쪽 신장 전체를 망가뜨리는 병으로 이 병에 걸리면 혈액에 요소가 쌓이는 '요독증'이 찾아온다. 요독증으로 인한 증상은 매우 고통스럽기 그지없다. 일단 구역질이 나고, 두통과 어지러움증이 있을 수 있는데, 심지어 숨을 쉴 때 소변 냄새가 나기도 한다. 당연히 밥도 잘 먹지 못한다. 소변이 제대로 빠져나가지 못하니 손과 발이 붓고, 요소가 피부에 침착되다 보면 피부가 참을 수 없을 만큼 가렵다.

브루닝은 이 모든 증상을 다 겪어야 했고, 여기에 더해 시력마저 잃어 버렸다. 심장이나 뇌가 손상되면 단숨에 죽지만, 신부전은 사람을 서서히, 최대한 고통스럽게 죽인다. 콜프는 자신의 아버지가 그랬던 것처럼 심한 무력감을 느낀다. "환자는 죽어 가는데 내가 할 수 있는 것은 아무것도 없었습니다."

결국 브로닝은 의식불명에 빠지고, 그다음 날 죽는다. 콜프는 생각에 잠겼다. '사람 몸에서 하루에 만들어지는 요소는 20그램 정도다. 요소를 매일 이만큼씩만 몸에서 빼내 줄 수 있다면 살 수 있지 않을까?' 콜프가 내린 결론은 자신이 직접 그 기계를 만들자는 것이었다.

히틀러로 인한 시련

콜프는 도서관에 가서 혈액을 정제하는 데 관련된 책을 찾았다. 비슷한 시도가 없는 것은 아니었다. 예컨대 1913년 미국 존스홉킨스 병원 연구팀이 토끼와 개를 가지고 실험을 했는데, 그들의 혈액을 특수한 막에 노출시키면 농도차에 따라 물질들이 이동했다는 보고가 있었다. 독일에서는 사람을 대상으로 혈액 투석을 시도했는데, 중요한 것은 이 두 실험 모두에서 요소를 제거하지는 못했다는 사실이었다. 게다가 그 당시 의사들은 급성 신부전, 그러니까 감염이나 혈액 공급 제한으로 인해 신장이 잠시 동안 제 기능을 못하는 경우 비상용으로 쓸 투석기를 고안한 것일 뿐 신장 기능이 아예 망가진 만성 신부전 환자

열대의학
열대 지방 특유의 질병, 즉
열대병에 관한 의학이다.
열대병으로는 말라리아,
콜레라, 뎅기열, 수면병, 황
열 등 여러 종류의 질병이
있다.

의 치료를 위한 대책—콜프는 그것을 인공신장이라
고 불렀다—은 생각하지 못했다. 콜프의 지도교수였
던 폴락 대니얼스(Polak Daniels)는 그의 견해를 적
극 지지했고, 온갖 지원을 아끼지 않았다.

하지만 우려하던 일이 터졌다. 1940년 독일이 네
덜란드를 침공했다. 네덜란드는 5일 만에 항복했고,
유대인이었던 대니얼스 교수는 자살을 택했다. 자신을 적극 믿어 준
교수의 죽음에 콜프는 큰 충격을 받는다. 게다가 나치는 자신들에게
협력할 어용 교수를 대니얼스의 후임으로 임명했다. 더 이상 그 자리
에 있고 싶지 않았던 콜프는 병원을 그만두고 캄펜에 있는 작은 병원
으로 옮긴다. 인공신장에 대한 콜프의 의욕도 사라졌다. 결국 콜프는
인도네시아로 갈 결심을 한다. 인도네시아는 네덜란드의 식민지로, 그
곳에 있는 의사가 공간을 내줄 테니 콜프더러 오라고 권했던 것이다.
그러지 않아도 열대의학♦ 과정을 이수했던 터라 인도네시아에서 의사
생활을 하면서 여생을 보내려던 콜프의 계획은 곧 수포로 돌아갔다.
히틀러가 전쟁을 확대하면서 외국으로 나가는 것이 불가능해졌기 때
문이다.

전쟁으로 인한 사상자가 속출했고, 이들 중에는 심한 출혈로 인해
수혈이 필요한 병사들이 많이 있었다. 그때만 해도 수혈을 하려면 수
여자와 기증자가 나란히 누운 채 관을 통해 혈액을 흘려 보냈다. 그 광
경을 본 콜프는 수혈백에 대한 아이디어를 떠올린다. 기증자로부터 혈
액을 뽑아 보관하다가 부상자에게 주면 될 게 아닌가? 혈액이 굳지 않

68

도록 항응고제를 추가해서 말이다. 매우 당연해 보이는 이 방법은 그 당시로서는 획기적이었고, 콜프는 수혈로 사람을 살리는 데 큰 공로를 세운다. 결국 콜프는 네덜란드에 혈액은행을 세우는 일까지 해낸다. 미국에 이미 혈액은행이 있기는 했지만, 유럽에서는 최초로 세워진 것이었다.

😊 소시지 포장지와 투석 기계

혈액을 비닐백에 보관하는 과정에서 콜프는 잠시 잊고 있던 투석 기계에 대한 아이디어를 떠올린다. 환자로부터 혈액을 빼낸 뒤 외부에서 보관했다가 다시 환자에게 넣어 줄 수 있게 됐으니, 요소를 제거한 혈액을 넣어 주면 될 게 아닌가? 콜프는 캄펜 병원에 방을 마련하고 투석기를 만드는 일을 시작한다. 그에게 배정된 방은 13호실이었는데, 13이란 숫자가 재수가 없다고 여긴 콜프가 방 호수를 12-A로 바꾼 건 그가 과학자라는 점에서 좀 흥미롭기는 하다. 아무튼 투석 기계를 구상하는 데 있어서 가장 큰 걸림돌은 제대로 된 필터였다. 농도차에 의해 사람의 혈액에서 요소를 뽑아낼 수 있는 필터 말이다. 해답은 정말 엉뚱한 곳에서 왔다.

필터를 수소문하던 콜프는 우연히 동료 교수로부터 셀로판에 대한 이야기를 듣는다. 당시 셀로판은 소시지를 포장하는 데 쓰였는데, 그 교수가 실험해 본 결과 셀로판을 쓰면 웬만한 물질들은 이동이 가능하다고 했다. 콜프는 그 말을 듣는 순간 '이거다' 싶었다. 게다가 셀로판은 그리 비싸지도 않은 데다 쉽게 구할 수 있었으니, 제대로만 된다면 투석기를 만드는 데 제격이었다. 콜프의 아이디어는 다음과 같았다.

❶ 셀로판으로 된 관을 만들고 그 안으로 혈액을 통과시킨다.

❷ 셀로판 관 바깥에 투석액을 채운다.

❸ 농도차에 따라 혈액과 투석액 간의 물질이동이 일어난다. 혈액에 있던 요소는 이 원리에 따라 투석액 쪽으로 이동한다.

❹ 이 셀로판 관이 충분히 길다면 끝부분으로 갈수록 혈액의 요소 농도는 낮아지며, 결국 0에 수렴한다.

결국 콜프는 세계 최초의 인공투석기를 만들어 낸다. 나무로 된 원통을 만들고 그 통에 수직 방향으로 셀로판 관을 칭칭 감는다. 나무통 아래 받침대에는 투석액이 들어 있다. 나무통은 아주 천천히 회전한다. 환자의 혈액을 비닐백에 담았다가 셀로판 관으로 넣어 주면 나무통이 회전함에 따라 혈액이 중력에 따라 아래로 이동했다 위로 올라가기를 반복하며 서서히 이동한다. 혈액이 받침대에 들어 있는 투석액과 만날 때 셀로판 관을 통한 물질이동이 일어나며, 혈액의 요소가 투석액으로 빠져나간다. 나무통을 둘러싼 셀로판 관이 충분히 길다면 투석기를 통과한 혈액에는 요소가 거의 남아 있지 않고, 이 혈액을 환자에게 투여하면 된다.

위대한 과학자의 자격

환자 혈액으로 실험한 결과 투석기계는 성공이었다. 하지만 이건 어디까지나 환자한테서 뽑은 혈액의 일부를 가지고 한 것일 뿐, 환자를 대상으로 한 것은 아니었다. 게다가 대부분의 의사들은 콜프의 시도가 매우 위험하다고 생각했다. 그래서 콜프에게 허락된 환자는 도저히 살아날 가망성이 없는, 거의 죽게 된 환자들뿐이었다. 투석이 시행된 16명 중 15명이 죽었다. 하지만 콜프는 이게 투석 기계가 실패한 게 아니라는 것을 잘 알고 있었다. 실제로 환자의 혈액에서 요소의 농도가 눈에 띄게 줄었고, 그들 중 일부는 의식이 회복돼 말도 할 수 있었다.

1945년 9월, 히틀러가 패배하고 네덜란드가 다시 자유의 나라가 된 그 시기에 콜프는 17번째 환자에게 투석을 시행한다. 67세의 그 여인은 아이러니하게 콜프가 그렇게 싫어했던 나치 부역자였다. 그녀를 목졸라 죽여야 한다는 여론이 높았지만, 콜프는 이렇게 말한다. "의사로서 내 사명은 그녀를 살리는 것이지 목에 줄을 거는 것은 아니다." 12시간에 걸친 투석 끝에 그녀는 의식을 되찾았고, 나중에 신장 기능도 돌아와 퇴원할 수 있었다. 비록 그녀는 급성 신부전이었지만, 만성 신부전 환자들도 2~3일마다 투석을 반복하면 생명을 훨씬 더 연장할 수 있었다.

전 세계가 그의 발명에 열광했다. 놀랍게도 콜프는 그의 투석기에 어떠한 특허도 주장하지 않았고, 원하는 사람은 누구나 자유롭게 쓰도록 허용했다. 그 덕분에 투석기의 발전이 가속화될 수 있었고, 지금은 신부전에 걸렸다고 할지라도 20년 이상 살 수 있는 시대가 됐다. 난독증을 이기고 또 나치의 침략이라는 힘든 시기를 이겨 낸 콜프가 위대한 과학자에 포함돼야 할 이유다.

더 읽어야 할 책

『교양으로 읽는 우리 몸 사전』, 최현석 저, 서해문집, 2017년

『현대의학의 거의 모든 역사』, 제임스 르 파누 저, 강병철 역, 알마, 2016년

흙 속에서 발견한
결핵 치료의 열쇠

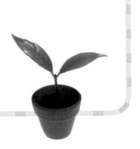

🐍 셀먼 왁스먼과 스트렙토마이신

『제인 에어』를 쓴 샬럿 브론테, 『폭풍의 언덕』의 에밀리 브론테, 『월든』의 헨리 데이비드 소로, 『1984』의 조지 오웰, 『변신』의 프란츠 카프카, 『탁류』의 채만식, 『무정』의 이광수. 이들의 공통점은 모두 결핵으로 인해 사망했다는 점이다. 결핵은 기침을 하고 피가 섞인 가래를 뱉다가 결국 죽게 되는 병으로, '백색 페스트', '죽음의 대장' 등의 별명이 보여 주듯 공포의 질병이었다. 나열한 인사들만 보면 마치 작가들만 결핵에 걸리는 것 같지만, 이들 이외에도 수많은 사람이 결핵으로 목숨을 잃었다. 인류 역사상 감염성 질환으로 가장 많은 생명을 앗아 간 질환이 바로 결핵이라는데, 이렇게 환자들이 속수무책으로 당했던 이유는 치료약이 없었기 때문이다. 결핵이 통제 가능한 질환이 된 것은 셀먼 왁스먼(Selman Waksman, 1888~1973)이 스트렙토마이신을 발견한 이후이다. 세상의 위대한 업적이 다 그렇듯 왁스먼 역시 이 약을 발견하기까지 숱한 난관을 이겨 내야 했다.

🙂 왁스먼 이전의 결핵 치료

"결핵이야말로 지금 시대에서 가장 유행하는 질병이다. 게다가 걸리면 죄다 사망한다. 의사들이 할 수 있는 것이라고는 감염되지 않도록 환자로부터 떨어지는 것밖에 없다."

고대 그리스의 철학자 히포크라테스(Hippocrates)가 기원전 460년에 남긴 기록이다. 의학의 아버지라 불리는 그였지만 결핵에 대해서는 할 수 있는 게 아무것도 없었다. 그 후로도 오랫동안 결핵은 치료 불가능한 병이었다. 서기 1000년을 막 지났을 무렵, 드디어 치료법이 생겼다. 11세기 프랑스 왕이던 로베르 2세가 결핵에 걸려 목 뒤 림프절이 부은 사람을 만졌더니 병이 나은 것이다. 영국의 왕 에드워드 1세도 비슷한 기적을 연출한 뒤 왕족의 손에는 엄청난 치유력이 있다는 소문이 널리 퍼졌고, 그 이후 영국과 프랑스의 왕들은 바쁜 일정에도 불구하고 열심히 결핵 환자를 만졌다. 1600년대에 집권했던 영국의 왕 찰스 2세는 해마다 4천 여 명을 그런 식으로 치료했는데, 결핵의 또 다른 별명이 '왕의 사악함(The King's evil)'이 된 것은 이런 연유다.

백성을 사랑하는 마음으로 환자의 환부를 어루만진 왕의 노력은 가상하지만, 안타깝게도 그 치료법은 그다지 성공적이지 못했다. 그 이후 정맥을 따서 피를 흘리게 하는 방법이 시행되기도 했지만, 이것 역시 별 도움은 되지 못했다. 그러던 19세기, 드디어 그럴 듯한 치료법이 생겼다. 허먼 브레머(Hermann Brehmer)라는 젊은이가 결핵에 걸리자 의사는 좀 더 좋은 환경에서 쉬라고 권했다. 브레머는 히말라야산에 자리를 잡고 요양을 했는데, 놀랍게도 증상이 싹 없어졌다. 그는 원래 전공이던 식물학을 때려치우고 산에다 결핵 요양소를 짓기 시작했다. 원래 결핵은 사람을 점점 쇠약하게 만들어 '소모(consumption)'라는 별명이 붙었는데, 공기 좋은 곳에서 충분한 영양을 섭취하면 완치는 안 될지라도 증상이 좋아질 수밖에 없었다. 게다가 요양소는 또 한 가지 중요한 역할을 했는데, 그건 환자를 격리함으로써 추가적인 감염을 막았다는 것이다. 결핵은 환자가 기침이나 재채기를 할 때 균이 같이 날아가서 전파되는데, 환자들을 산 중턱에 고립시켰으니 전파가 어렵지 않겠는가?

사실 치료제가 없었던 건 결핵의 원인이 무엇인지 몰랐기 때문이기도 했다. 원인을 알아야 치료 방법을 고안할 수 있는데, 19세기까지만 해도 결핵의 원인은 밝혀진 바가 없었다. 심지어 결핵이 유전병이라거나 도덕적으로 옳지 못한 삶을 산 게 원인이라는 주장까지 제기되고 있었다. 1882년, 로베르트 코흐는 인류 최초로 결핵균을 발견하고 미코박테리움 투베르쿨로시스라는 이름을 붙인다. 병원균이 분리된 이상 치료제의 개발은 시간문제일 뿐이었다. 그런데 그 답이 땅속에 있다고는 누구도 생각하지 못했다.

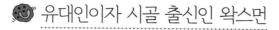
유대인이자 시골 출신인 왁스먼

왁스먼은 코흐가 결핵균을 발견한 지 6년이 지난 1888년, 러시아의 작은 마을인 노바야-프릴루카에서 태어난다. 훗날 왁스먼이 자신의 전기에다 "황량한 곳이었다"라고 묘사할 정도로 별반 희망이 없는 마을이었는데, 왁스먼의 집안은 거기서 조그맣게 장사를 하면서 겨우 먹고살았다. 왁스먼이 9세 때 그의 여동생이 디프테리아◆로 죽는 일이 벌어진다. 당시 디프테리아는 치료약이 있었지만, 200마일 떨어진 곳에서 그 약이 배송되는 기간을 여동생이 버티지 못한 것이다. 이 사건을 계기로 왁스먼은 질병의 치료에 대해 관심을 갖게 된다.

하지만 그 마을은 뭔가를 배우기에는 너무 좁았다. 그 당시 러시아에서 배움의 기회를 얻기 위해서는 '김나지움'이라는 국립학교에 들어가야 했는데, 입학 과정이 굉장히 까다로웠다. 게다가 왁스먼에게는 불리한 점이 있었다. 당시 러시아에서는 유대인을 차별해 김나지움 입학 자체를 허가하지 않았다. 유일한 방법은 정원 외로 들어가는 것이었는데, 그러기 위해서는 김나지움 교수에게 개인지도를 받은 뒤 2주에 걸친 혹독한 시험을 통과해야 했다. 어느 한 과목이라도 낙제를 하면 그대로 탈락이었다. 왁스먼은 마지막 날까지 살아남았다. 이제 남은 과목은 지리였는데, 평소 모험을 동경하던 왁스먼에게 지리는 가장 자신 있는 과목이었다. 그런데 문제를 본 왁스먼은 앞이 캄캄해졌다. "베를린 시를 관통하는 강 이름은?" 다뉴

디프테리아
디프테리아균의 감염에 의한 급성 전염병이다. 주로 겨울철에 유행하며, 어린이에게 흔히 발생한다. 최근에는 예방접종 등으로 인해 비교적 보기 어려운 질병이다.

브 강, 라인 강 등 중요한 강이 많이 있음에도 이런 문제가 나온 건 다분히 악의적이었다. 담당 선생은 시골 출신에 유대인인 왁스먼을 합격시키고 싶지 않았기에 슈프레 강을 문제로 낸 것이었다. 답을 못하자 선생은 왁스먼에게 0점을 줬다. 훗날 독일을 방문한 왁스먼은 슈프레 강을 바라보며 "내가 이 강 이름을 알았더라면 운명이 바뀌었겠지"라고 중얼거리는데, 이런 일을 겪고도 왁스먼은 포기하는 대신 이듬해 다시 김나지움의 문을 두드리고, 당당히 합격한다.

합격의 기쁨은 오래가지 않았다. 그의 어머니가 돌아가셨기 때문이다. 그를 유독 사랑하고 그에게 기대를 품었던 어머니의 죽음은 왁스먼에게 충격 그 자체였다. 게다가 아버지가 바로 재혼을 했는데, 집에 어머니 말고 다른 여자가 있다는 걸 왁스먼은 견디기 어려웠다. 그러지 않아도 각종 차별에 시달리던 그였으니, 더 이상 러시아에 미련이 없었다. 22세 때 왁스먼은 미국으로 떠난다. 성공을 꿈꾸면서.

🙂 흙 속에서 진리를 발견하다

왁스먼은 뉴저지에 있는 친척 집에서 신세를 지며 공부를 한다. 워낙 학문에 대한 열정이 컸기에 미국 교수들은 다 그를 좋아했지만, 아쉬운 것은 돈이었다. 의학과 농학의 갈림길에서 왁스먼이 후자를 택할 수밖에 없었던 것도 의학 공부를 하는 데 드는 비용을 감당할 수 없어서였다. 다행히 농학과 바이런 홀스테드(Byron Halsted) 교수도 왁스먼을 좋아해 그를 헌신적으로 가르쳤기에, 왁스먼은 의과대학에 가지 못한 아쉬움을 덜 수 있었다. 석사와 박사를 성공적으로 마친 왁스먼은 38세에 드디어 러트거스 대학의 교수가 되고, 독자적인 실험을 시작한다. 원래 왁스먼은 농장에 구덩이를 파고 거기 있는 미생물을 관찰하는 것을 좋아했다. 땅을 파고 들어감에 따라 세균의 군집이 달라지는 모습이 무척 흥미로웠고, 세균뿐 아니라 곰팡이도 이따금씩 발견되고는 했다. 그러던 어느 날 그는 세균도 아니고 곰팡이도 아닌, 제3의 그룹을 발견했다. 방선균이란 이름을 가진 이 균은 그에게 큰 흥미를 불러일으켰다. 특히 르네 듀보(Rene Dubos)의 연구는 그가 방선균 연구에 뛰어들게 만든 계기였다.

원래 듀보는 왁스먼의 제자로, 그 밑에서 박사를 미치고 록펠러 대학으로 가서 항생물질 연구를 했다. 그때만 해도 포도상구균*에 대한 치료약이 없었기에 상처에 균이 감염되기라도 하면 죽는 수밖에 없었는데, 듀보는 흙 속 미생물인 브레비스균이 포도상구균을 죽이는 항생물질을 낸다는 것을 발견했다. 듀보는 이 항생물질을 그라미시딘이라고 불렀다. 이 사실에 충격을 받은 왁스먼은 흙 속 미생물에 대한 연구를 대대적으로 시작한다. 그 무렵 등장한 페니실린*은 세포벽이 두꺼운 세균들에 대해서만 효과가 있었을 뿐 세포벽이 얇아서 그람염색* 시 붉게 보이는, 소위 그람음성균에는 듣지 않았다. 이건 듀보가 만든 그라미시딘도

포도상구균
세균의 하나로 식중독뿐 아니라 피부의 화농·중이염·방광염 등 화농성질환을 일으키는 원인균이다. 우리나라에서는 식중독을 가장 많이 일으키는 균 중 하나이다.

페니실린
1928년 플레밍이 포도상구균 배양 중에 발견한 것으로 곰팡이에서 얻은 화학물질이다. 박테리아로 발생한 병을 치료하는 데 사용되는 항생제의 한 종류로, 최초의 항생제로 불리기도 한다.

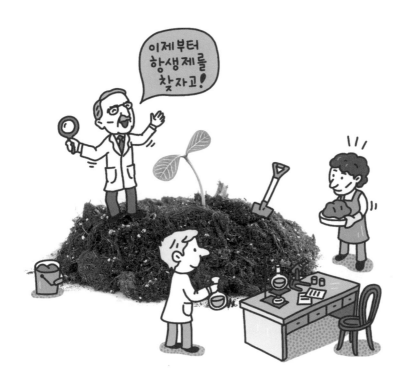

마찬가지였기에, 왁스먼은 그람음성균에 듣는 항생제를 얻는 걸 1차 목표
로 삼았다. 그는 연구원들에게 말했다. "하던 거 다 중단해. 이제부터 항생
제를 찾자고!"

왁스먼의 방법은 이런 것이었다. 흙을 떠서 접시
에 깐 다음 그 위에다 세균을 올려놓는다. 만일 항
생물질이 나오면 세균이 죽어서 알렉산더 플레밍
(Alexander Fleming)의 페니실린 실험 때 그런 것
처럼 투명한 원이 생길 것이었다. 실험은 매우 투박
했지만, 이 실험은 오래지 않아 성공을 거둔다. 세

> **그람염색**
> 1884년 덴마크 의사 그람
> (Gram)이 고안한 특수 세
> 균 염색법이다. 이때 자주
> 색으로 염색되는 세균을
> 그람양성균, 붉은색으로
> 염색되는 세균을 그람음성
> 균이라고 한다.

균을 죽이는 항생물질을 찾아낸 것이다. 그는 여기다 '악티노마이신 (actinomycin)'이란 이름을 붙였는데, 이건 방선균의 이름인 '악티노미세스(actinomyces)'에서 따온 거였다. 하지만 이 약은 독성이 강해서 동물실험 시 세균은 물론이고 동물까지 죽여 왁스먼을 난처하게 만들었다. 다음으로 찾은 항생물질인 스트렙토스리신도 실험동물을 죽였다. 왁스먼은 매우 실망했지만, 포기하지 않고 연구를 계속했다.

😀 결핵약을 찾아내다

제2차 세계대전으로 인해 위생 상태가 나빠지면서 결핵은 더 기승을 부렸다. 1940년대 초반에는 매년 500만 명이 결핵으로 죽어 갔다. 왁스먼은 10년쯤 전 제자가 했던 말을 다시금 떠올렸다.

"흙에다 결핵균을 놔뒀더니 글쎄 결핵균이 죽었어요."

그때는 대수롭지 않게 넘겼지만, 이제는 달랐다. 실패하기는 했지만 악티노마이신 등 두 건의 항생물질이 방선균에서 나온 걸 보면, 결핵 치료의 열쇠도 그 안에 있으리라는 게 왁스먼의 생각이었다. 4년 반 동안 결핵균으로 실험에 매진한 결과 왁스먼은 회녹색의 방선균을 손에 들고 '심봤다'를 외친다. 그 방선균은 결핵균을 죽이는 항생물질을 분비하고 있었는데, 왁스먼은 그 항생물질에 '스트렙토마이신'이라는 이름을 붙였다. 스트렙토마이신은 결핵균뿐 아니라 그람음성균도 죽였다.

다음 관문은 번번이 왁스먼을 좌절시켰던 동물실험이었다. 결핵에 걸린 기니피그에 스트렙토마이신을 주사한 결과 네 마리의 기니피그는 5일 만에 말끔히 치료됐고, 심지어 죽지도 않았다. 실험 규모를 좀 더 키워서 해 본 결과 혈액에 결핵균이 퍼진 기니피그도 별다른 부작용 없이 치료됐다. 이제 인체실험을 해야 했다. 폐결핵을 앓던 패트리샤 토마스(Patricia Thomas)라는 21세의 여성이 기꺼이 실험 대상이 돼 줬다. 그도 그럴 것이 패트리샤는 요양원에 있는 1년 동안 오히려 증상이 악화돼 살아날 확률이 희박했기 때문이다. 방선균에서 스트렙토마이신을 얻는 과정이 어렵다 보니 치료가 몇 번이나 중단되기도 했지만, 결국 패트리샤는 깨끗이 회복됐다. 훗날 그녀는 결혼도 하고 건강한 아이를 낳는 등 정상적인 생활을 누렸다. 이후 몇 차례 인체실험이 더 이뤄졌는데, 모두 성공이었다. 결핵을 치료할 무기를 인류 최초로 얻은 것이었다.

1947년, 스트렙토마이신이 시중에 나왔다. 이 약이 아니었다면 죽었을지도 모를 수많은 사람이 새 삶을 찾았다. 일부에서 부작용이 나타나기도 했다. 귀가 멀고 평형감각을 상실한 사례가 보고됐다. 한 아버지는 다음과 같이 말했다. "나는 죽은 아이보다는 귀가 멀었지만 살아있는 아이가 훨씬 더 좋습니다. 정말 감사할 일이지요." 오래지 않아 의사들이 사람에게 적합한 용량을 찾아냈기에, 부작용이 나타나는 빈도도 줄어들었다. 또 다른 문제는 내성이었다. 치료가 된 후 갑자기 재발하는 사태가 늘어났다. 하지만 스트렙토마이신의 발견 이후 찾아낸 또 다른 결핵약 아이소나이아지드와 파라아미노살리실산을 같이 쓰면 내성의 발현을 막을 수 있다는 게 알려지면서, 세 가지 약제의 혼합 치료가 결핵 치료의 표준이 됐다. 1950년대가 됐을 때 미국 내에서 결핵 사망자는 기존의 4분의 1로 줄어들었다. 왁스먼의 발견 이후 방선균에 대한 연구가 활발해졌고, 거기서 30개 이상의 항생제와 항암제가 발견됐다.

1952년 왁스먼은 결핵 치료제를 만들어 낸 공로로 노벨 생리의학상을 수상했다. 당시 왁스먼 아래서 일하던 알베르트 샤츠(Albert Shatz)라는 연구원은 자신이 스트렙토마이신 연구를 직접 수행했으며, 따라서 자신도 노벨상을 타야 한다고 주장했다. 하지만 많은 과학자들은 "이 실험을 계획한 사람이 왁스먼이니 혼자 받는 게 맞다"며 샤츠의 주장을 기각했고, 노벨상 선정 위원회도 이에 동의했다. 하지만 이로 인해 왁스먼의 명성에 심각한 금이 갔으며, 이 사건은 『노벨상 스캔들』이란 책을 비롯한 여러 문헌에서 왁스먼이 비난받는 이유가 됐다. 하지만 러시아의 작은 마을에서 유대인으로 태어나 많은 좌절을 겪었던 그가 난관을 극복하고 삶을 승리로 이끌었다는 사실에는 변함이 없다. "당신의 구원은 대지로부터 도래하리니." 인터뷰 도중 그가 했던 말이다.

더 읽어야 할 책

『노벨상의 교양을 읽는다』, 버튼 펠드먼 저, 전제아 역, 한국경제신문사, 2008년
『천재를 이긴 천재들 2』, 이종호 저, 글항아리, 2007년

죽은 바이러스로 만들어진 소아마비 백신

🌿 조너스 소크와 소크 백신

훗날 미국 대통령이 되는 프랭클린 루즈벨트는 1920년 부통령 후보로 나섰다가 패배한다. 울적함도 씻을 겸 루즈벨트는 가족들과 캐나다의 해변에서 휴가를 보낼 예정이었다. 하지만 뉴욕에서 보이스카우트 캠프에 참석하기로 약속이 잡혀 있었기에 루즈벨트는 가족을 먼저 보내고 자신은 며칠 뒤에 합류해야 했다. 해변에 도착한 루즈벨트는 이상하리만큼 심각한 피로를 느꼈다. 하지만 간만에 휴가도 왔으니 가장의 의무를 다하자는 생각에 아들과 신나게 수영을 했는데, 그러고 나자 열이 나고 어지럽기 시작했다. 하루 자고 나면 낫겠지 싶었는데 다음 날에는 왼쪽 다리가 떨려서 힘을 줄 수가 없었다. 화장실에 가다가 쓰러진 루즈벨트를 가족들은 병원으로 옮겼다. 곧 오른쪽

다리와 팔까지 무력증이 찾아왔다. 그를 진찰하던 의사가 말했다.

"이건 소아마비네요. 확실합니다."

😊 소아마비는 바이러스에 의한 질환이다

소아마비는 폴리오바이러스가 일으키는 감염성 질환이다. 소아마비라는 이름처럼 주로 어린아이가 걸리는 건 맞지만, 모든 환자에게 마비가 오는 건 아니어서 감염자의 대략 95퍼센트 정도는 감염돼도 별 증상이 없다. 나머지 5퍼센트에서 발열, 두통, 설사, 팔다리 통증 등의 증상이 있을 수 있지만, 1~2주면 대부분 회복된다. 하지만 모두 이가 다 완전히 회복되는 건 아니다. 감염자의 일부는 근육이 약해져 평생 지속되는 장애를 갖게 된다. 지금은 거의 찾아보기 힘든 병이 됐지만, 소아마비가 공포의 대상이었던 이유는 바로 이 때문이다.

3,500년 전의 이집트 시기에 만들어진 미술품 중에 지팡이를 짚고 다리를 질질 끄는 소년의 조각상이 있는데, 한쪽 다리가 위축돼 있는 것으로 볼 때 소아마비는 아주 오랜 기간 아이들을 위협했던 모양이다. 최초로 이 병을 기록으로 남긴 사람은 독일의 정형외과 의사였던 야곱 하이네(Jacob Heine)였다. 그 후 오스카 메딘(Oscar Medin)이라는 스웨덴 의사는 44명의 아이에게서 소아마비가 발병한 것을 보고 이 병이 전염성 질환일 것으로 추측했는데, 이 둘의 이름을 따서 소아마비를 '하이네-메딘병'이라고 부르기도 한다.

메딘의 추측처럼 소아마비는 전염성 질환이다. 사람의 변으로 나온 바이러스가 위생적이지 못한 환경에서 다른 사람의 입으로 들어가면 감염되며, 감염자의 대변에 오염된 물이나 음식을 통해서도 전파가 가능하다. 위에서 말한 루즈벨트는 아마도 보이스카우트 모임에서 감염되었을 것으로 추측되는데, 실제로 그 캠프에 참여한 아이들 중 몸살 증상을 보인 아이가 몇 있었다고 한다. 루즈벨트가 위대한 이유는 장애를 갖게 되었음에도 불구하고 자신의 꿈을 포기하지 않고 대통령이 되었다는 점이지만, 그는 자신을 괴롭힌 소아마비를 박멸하는 데도 큰 공을 세웠다. 소아마비 환자들의 재활병원을 만든 것도 그렇지만, 소아마비 재단을 세워 백신 연구에 아낌없이 돈을 투자했으니 말이다. 하지만 조너스 소크(Jonas Salk, 1914~1995)가 없었다면 루즈벨트의 노력이 결실을 맺는 데 훨씬 오랜 시간을 기다려야 했으리라.

호기심 많은 소년

어린 시절 소크는 매우 진지하고 호기심 많은 소년이었다. 그런 아이들이 다 그렇듯 소크의 관심은 오로지 책이었다. 당시 또래들이 하던 놀이에는 거의 관심을 보이지 않았고, 억지로 공놀이에 끌려나가기라도 하면 성의 없이 발로 공을 한두 번 차다가 다시 집으로 들어와 책을 읽었다고 한다. 이게 다가 아니다. 소크는 선생님이 뭔가를 시키면 그대로 하기보다는 더 좋은 방법이 없을까를 고민했다고 한다. 나중에 선생님으로부터 왜 시키는 대로 하지 않았느냐고 질책을 받으면 소크는 다음과 같이 대답했단다.

"이렇게 하면 더 잘 돼요."

또래 아이들은 물론이고 선생님들도 소크를 그다지 좋아하지 않았을 것 같은데, 여기서 우리는 당장의 평판에 좌우되지 않아야 위대한 인물이 된다는 것을 알 수 있다. 소크가 인기에 연연해서 공만 차며 놀았다면 오늘날 소크의 빛나는 명성은 존재하지 않았을 테니까.

당연한 이야기지만 어머니는 소크를 사랑했고, 그가 나중에 크게 될 거라고 생각했다. 어느 날 어머니는 소크에게 장래 희망을 물었다.

"전 의사가 될 거예요. 하지만 환자를 보는 의사가 되지는 않을 거예요."

놀란 어머니가 다시 물었다.

"의사는 환자를 보는 직업이야. 그런데 환자를 보지 않겠다니 그게 무슨 말이야?"

"전 연구를 할 거예요."

소크는 이렇게 덧붙였다. 환자를 보면 당장 눈앞의 환자를 살릴 수 있고, 그것도 충분히 보람 있는 일이다. 하지만 질병을 연구해서 사람들이 애초에 병에 걸리지 않게 한다면 그건 훨씬 더 가치 있는 일이라고.

백신을 만들기로 결심하다

소크가 뉴욕 대학 의과대학에 진학할 당시, 가장 인기 있는 분야는 백신이었다. 백신의 원리는 간단했다. 약하게 만든 병원균을 집어넣으면 사람 몸에서 항체가 만들어지고, 그 항체는 나중에 강한 병원균이 와도 막아 줄 수 있다는 것. 그러니까 백신을 만들 수 있느냐 없느냐는 그 균을 죽이지 않고 약하게 만들 수 있느냐 하는 것이 관건이었다. 세균의 경우에는 그게 어렵지 않았다. 세균이 사람을 해롭게 하는 건 그것들이 만드는 독소 때문이니, 그 독소를 분리해 조금 변성시킨 후 사람에게 주입하면 항체가 만들어질 수 있었다. 파상풍이나 콜레라, 디프테리아 등 몇몇 세균에 대한 백신은 그때도 이미 나와 있었다. 하지만 바이러스는 좀 달랐다. 바이러스는 독소를 분비하는 대신 사람의 세포 안으로 들어와 무한 증식을 함으로써 세포를 망가뜨리는 존재이니 말이다. 게다가 바이러스는 매우 변화무쌍한 놈들이라, 언제 어떻게 변할지 몰랐다. 나름대로 약하게 만들어 사람에게 주사한다 해도 그 바이러스 중 몇 개가 변이를 일으켜 원래의 강한 힘을 되찾아 버리면 영락없이 그 병에 걸리는 거였다.

그때까지 나온 바이러스 백신은 제너(Edward Jenner)가 만든 흔히 천연두라고 하는 두창(smallpox) 백신이 유일했다. 그게 가능했던 이유는 두창은 소에게만 병을 일으키는, 자신의 사촌 격인 우두(cowpox)라는 바이러스가 있었기 때문이다. 즉 우두는 사람에게 심각한 병을 일으키지 않지만 그때 만들어진 항체가 평생 두창에 걸리지 않게 해 주니,

사람에게는 신의 선물이라고 할 만했다. 하지만 그렇게 자비로운 친척 바이러스를 갖고 있는 건 두창이 유일했기에 바이러스 백신을 만드는 일은 어려운 일로 여겨졌다. 여기까지 들은 소크가 교수에게 물었다.

"바이러스가 다시 강해져서 위험하다면, 바이러스를 아예 다 죽여서 넣으면 안전하지 않을까요?"

그 말을 들은 교수는 빙긋이 웃었다.

"좋은 질문이야. 그런데 지금까지 죽은 바이러스로 백신을 만든 사람들은 다 실패했어. 물론 지금까지 실패했다고 해서 영원히 안된다는 건 아니지만, 된다는 보장도 없잖아?"

알겠다고 하고 교수와 헤어진 소크는 다음과 같이 중얼거렸다.

"그래도 난 죽은 바이러스로 백신을 만들 기야."

🙂 브로디의 비극

하지만 소크에게 좋지 않은 일이 터졌다. 소크와는 소속이 달랐지만, 모리스 브로디(Maurice Brodie) 역시 소크의 생각처럼 죽은 바이러스로 소아마비 백신을 만들고 싶었던 의사였다. 그는 원숭이에게 소아마비 바이러스를 감염시키고 몇 주가 지난 뒤 그 원숭이의 척수에서 바이러스를 뽑아내는 데까지 성공했다. 문제는 이 바이러스를 어떻게 죽일 것이냐 하는 문제였다. 브로디가 생각한 것은 방부제로 쓰이는 포르말린이었다. 모든 생명체를 그 형태 그대로 유지시킬 수 있는 포르말린에 바이러스를 넣고 열흘 정도 냉장고에 넣어 두면 바이러스는 형태가 보존된 채로 죽을 것이니, 그걸 사람한테 주사하면 면역이 생길 수 있으리라고 봤다. 루즈벨트가 만든 소아마비 재단에서는 브로디의 아이디어가 훌륭하다고 생각해 그에게 아낌없이 연구비를 지원해 줬다.

브로디는 6만 명의 아이들에게 자신이 만든 백신을 주사할 계획을 세웠는데, 그 백신의 효능을 알기 위해 몇십 명을 대상으로 테스트를 해 봐야 했다. 실험 대상 중 여섯 명이 소아마비로 죽었다. 나머지는 주사를 놓은 부위에 고름이 잡혔다. 어떻게 된 일일까? 바이러스를 포르말린에 넣었다고 해도 바이러스가 뭉쳐 있는 경우 중심부의 바이러스는 포르말린에 충분히 노출되지 않아 인체 감염 시 부활할 수 있었다. 주사 부위에 고름이 생긴 것은 원숭이의 척수에서 바이러스를 분리할 때 원숭이의 척수세포가 같이 딸려 왔고, 그게 알레르기를 일으킨 탓이었다. 결론적으로 실험은 완전히 실패했고, 브로디는 청문회에 불려나가는 신세가 됐다. 재단 관계자가 말했다.

"브로디, 당신이 만든 백신은 재앙 그 자체였어요. 검증도 안된 것을 사람한테 주사하다니, 당신이 사람이야? 당신은 살인죄로 처벌받아야 마땅해요."

브로디는 단 한마디의 변명도 하지 못했다. 그로부터 얼마 지나지 않았을 때 브로디는 심장병으로 세상을 뜨는데, 이건 누가 봐도 화병이었다.

이런 일이 생겼다면 죽은 바이러스로 백신을 만들 생각은 보류해야 마땅하지만, 소크는 그렇게 생각하지 않았다.

"포르말린이 문제인 건 아니야. 다만 그게 바이러스를 전부 다 죽이지 못했을 뿐이야. 난 꼭 죽은 바이러스로 백신을 만들 거야."

인턴 과정을 마친 소크는 자기들의 실험실로 오라는 솔깃한 제의를 뿌리치고 군대에 갔고, 거기서 독감 바이러스를 연구한다. 소크가 원했던 것은 독감 백신을 만드는 것이었다. 소크는 브로디가 했던 것처럼 바이러스를 포르말린에 넣은 뒤 잘 섞어 주는 방법으로 포르말린이 모든 바이러스에 퍼지도록 했다. 그 뒤 그 바이러스를 쥐한테 주사하자 쥐에서 항체가 만들어졌다. 나중에 그 쥐한테 팔팔한 바이러스를 넣어 줘도 그 쥐는 독감에 걸리지 않았다. 물론 이건 쥐한테 한 실험이었을 뿐이니 인체실험이 필요했다. 그는 군인들을 불러모아 그가 만든 독감 백신을 주사했다. 그가 만든 독감 백신은 실제로 사람한테서도 독감을 예방하는 효과가 있었다. 이 성공은 뉴스에 크게 보도돼 소크의 명성을 높여 주지만, 소크는 그런 것에 전혀 개의치 않았다. 1947년 소아마비 환자의 숫자가 1만 827명이라는 뉴스를 보면서 소크는 생각했다.

"독감은 매년 다른 항원을 가진 바이러스가 찾아오니 백신을 매번 새로 만들어야 해. 그러니 다른 걸 하자. 이제 내 목표는 소아마비 백신이야. 브로디는 실패했지만, 나는 꼭 해낼 거야. 브로디가 했던 방법으로."

라이벌이 등장하다

백신 개발을 위한 초청 강연에 간 소크는 전형적인 학자 스타일의 남자를 만났다. 예감이 좋지 않았다. '저 남자는 누구지?' 잠시 뒤 소크의 차례가 됐고, 그는 평소의 소신을 청중 앞에서 이야기했다.

"많은 아이들을 고통받게 하는 소아마비는 우리 세대에서 해결될 수 있습니다. 물론 그 무서운 병에 대한 치료법은 존재하지 않습니다. 하지만 우리는 그것에 대한 백신을 만들 수 있습니다. 백신은 이미 걸린 아이를 낫게 하지는 못하지만, 건강한 아이들이 소아마비에 걸리는 것을 막아 줄 것입니다. 저는 죽은 바이러스를 가지고 꼭 소아마비 백신을 만들 것입니다."

발표가 끝나자 박수갈채가 이어졌다. 박수가 잦아들 무렵 한 사람이 손을 들었다. 아까 그 남자였다.

"나는 알베르트 사빈(Albert Sabin)이라고 합니다. 당신은 죽은 바이러스로 백신을 만든다고 했지만, 죽은 바이러스는 백신의 재료가 될 수 없소. 살아있는 바이러스를 조금 약하게 만든 것이어야만 백신이 가능해요."

소크가 소신껏 대답하고 발표장을 빠져나가려 할 때, 사빈이 그를 쫓아왔다. 둘은 결국 회의장 구석에서 설전을 벌였다.

사빈: 흥, 과연 당신이 그 방법으로 백신을 만들 수 있겠어?

소크: 그거야 해 봐야 아는 거지.

사빈: 그러다 브로디처럼 될 걸? 죽은 바이러스로 백신 만든다고 설치다가 망신당했던 브로디 기억나지?

소크는 그와 더 이야기하는 게 무의미하다고 생각했다. 등을 돌려 나가면서 소크는 중얼거렸다.

"두고 봐. 난 내가 옳다는 것을 꼭 증명할 거야."

그 후에도 소크는 사빈과 몇 차례 더 대면했고, 그때마다 둘은 치열한 말싸움을 벌였다. 둘의 갈등이 계속되자 소아마비 재단에서는 둘 중 먼저 백신 개발에 성공한 사람을 밀어 주겠다고 선언한다. 소크로서는 해내야 할 목표가 하나 더 생겼다. 백신을 만들되 사빈보다 먼저 만들어야 한다는 것.

백신 연구 성공을 향한 마지막 단계

백신의 성공 여부는 아이들에게 백신을 주사한 뒤 소아마비에 걸리는지의 여부를 조사하면 되지만, 이를 위해서는 먼저 사전 실험을 거쳐야 했다. 일단 소크는 인근 학교에 가서 학생들에게 자신이 만든 백신을 주사한 뒤 일정 시간이 지나서 그들로부터 혈액을 채취했다. 백신이 제대로 작동한다면 그 학생들의 혈액에는 항체가 만들어져 있어야 했다. 이를 실험하기 위해 소크는 세포 안에다 폴리오바이러스를 키우고 학생들한테서 뽑은 혈액을 세포에 떨어뜨렸다. 다음 날 아침 세포를 관찰한 연구원은 비명을 질렀다.

"꺄악! 성공이야, 성공!"

이 시절 소크가 얼마나 백신 연구에 열심이었는지를 알려주는 일화가 있다. 소크는 소아마비 백신에 관해 라디오에 나와 이야기해 달라는 제안을 받는다. 소크의 실험실은 미국 중부인 피츠버그에 있었는데, 라디오에 출연하기 위해서는 뉴욕까지 기차를 타고 가야 했다. 라디오에서 백신이 곧 만들어진다는 희망적인 이야기를 한 소크는 그길로 기차역으로 가서 밤기차를 탄다. 소크가 다시 피츠버그에 돌아온 것은 다음 날 아침이었는데, 그는 집에 들르지도 않은 채 곧바로 실험실로 향한다. 그날 아침, 라디오에서 소크의 연설을 들은 기자가 소크의 집에 전화를 걸었다.

기자: 소크 박사 좀 부탁합니다.
어머니: 지금 실험실에 있을 거예요.
기자: (깜짝 놀라며) 벌써요?
어머니: 놀라는 걸 보니까 당신은 소크에 대해 잘 모르는 것 같군요.

소크가 백신 연구에 몰두하는 동안에도 소아마비는 기승을 부려, 1951년에 2만 8천 여 명의 환자가 발생한 데 이어 이듬해에는 환자 수가 5만 7천 명으로 급증했고, 1953년에는 환자 수가 10만 명을 넘겼다. 초조해진 소크는 한시라도 빨리 전국의 아이들에게 백신을 주사하기를 원했다. 하지만 그러기 위해서는 한 단계를 더 거쳐야 했다. 세포 안에서는 성공했지만, 소크는 아직 사람을 상대로 테스트를 해 본 것은 아니었으니까. 이를 위해서는 최소한 몇만 명의 아이들에게 백신을 주사한 뒤 결과를 지켜볼 필요가 있었다.

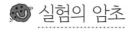 실험의 암초

많은 아이들에게 주사를 하기 위해서는 백신을 대량으로 만들어야 했다. 소크 연구팀의 연구원들은 백신을 만드느라 눈코 뜰 새가 없었다. 그래도 물량을 대기에는 턱없이 부족해서, 소아마비 재단은 다른 연구팀에게도 '소크의 방법대로 백신을 만들라'는 지시를 내림으로써 문제를 해결한다.

또 다른 문제가 있었다. 원래 모든 임상시험은 최소한 두 그룹으로 나누어 진행해야 했다. 소아마비 백신을 맞은 그룹과 맞지 않은 그룹 중 어느 그룹이 더 소아마비에 많이 걸렸는지를 따져야 하니까. 하지만 이 과정에서 윤리적인 문제가 생길 수밖에 없다. 대체 어떤 아이에게 소아마비 백신을 주고 또 주지 않을 것인가? 자신의 세 아들에게 백신을 맞힐 정도로 백신의 효능을 믿었던 소크는 시험에 참가하는 모든 아이가 백신을 맞아야 한다고 주장했지만, 받아들여지지 않았다. 결국 소크는 두 그룹으로 나누자는 소아마비 재단의 요구를 수용한다.

하지만 진짜 암초는 다른 데 있었다. 백신이 안전한지 확인하기 위해 소크 백신을 만드는 회사는 만든 백신의 일부를 원숭이들에게 주사해야 했는데, 한 연구팀의 원숭이가 시름시름 앓기 시작했다. 갑자기 피로해하고 열이 났으며 결국 마비가 왔다. 이건 누가 봐도 소아마비 증상이었다. 즉 소크의 방법은 폴리오바이러스를 다 죽이지 못했으며, 그 결과 원숭이가 소아마비에 걸렸다는 이야기였다. 더 큰 문제는 한 곳에서만 이런 일이 벌어진 게 아니라는 점이었다. 총 6마리의 원숭

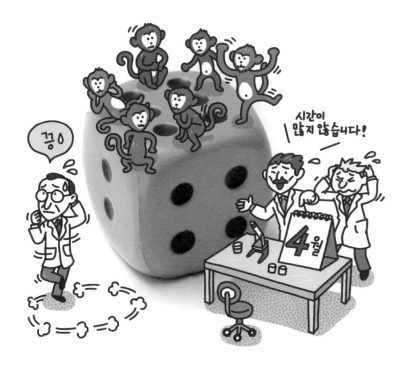

이가 소아마비에 걸린 것으로 보였다. 이런 식이면 수만 명의 아이들에게 백신을 주사하는 것은 위험한 일이었다. "이제 조금만 더 가면 되는데……" 이 소식에 소크는 좌절할 수밖에 없었다.

위기에 빠진 소크를 구해 준 사람은 데이비드 보디안(David Bodian)이었다. 소아마비로 인한 병변을 진단하는 데 있어서 세계 최고의 전문가였기에, 앓고 있는 원숭이가 정말 소아마비인지 판별하는 데 이보다 더적합한 사람은 없었다. 검사가 끝난 뒤 보디안이 입을 열었다.

"여섯 마리 중 네 마리는 소아마비가 아닙니다. 그냥 소아마비 비슷한 건데, 원숭이만 걸리는 그런 병이 있거든요. 또 한 마리는, 글쎄요. 소아마비는 아닌 것 같네요. 하지만 저 끝에 있는 원숭이는 틀림없이 소아마비입니다."

6마리가 다 소아마비가 아닌 것은 다행이지만, 1마리라도 소아마비가 나온 것은 절망적인 일이었다. 나중에 밝혀진 사실이지만, 소아마비 원숭이가 나온 연구팀은 제대로 백신을 만들지 않았다. 모든 바이러스가 포르말린에 노출되도록 충분한 시간 동안 놔둬야 하는데, 그 과정을 대충 해 버린 것이었다. 사정이 이렇게 되자 소아마비 재단에서는 결단을 내렸다. 원숭이에게 주사하는 실험을 먼저 하고, 거기서 이상이 없으면 아이들을 대상으로 하자고.

😊 위대한 성공

원숭이 실험 결과 또 한 마리가 마비 증세를 보였다. 보디안이 달려와 원숭이를 검사했다.

"이건 절대로 소아마비가 아닙니다. 소아마비는 네 발 다 침범하는데, 이건 뒷발만 침범하잖아요?"

결국 소아마비 재단은 아이들에게 접종을 허락했다. 그때가 1954년 4월이었다. 통상적으로 6월부터 소아마비 시즌이 시작되니, 시간이 그다지 많지 않았다. 접종을 앞두고 열린 콘퍼런스에 나간 소크에게 한 사람이 손을 들었다. 사빈이었다.

"지금 말입니다, 우리는 생(生)바이러스로 백신을 만드는 시대를 살고 있어요. 천연두를 만든 제너라든지, 파스퇴르 같은 사람들이 이구동성으로 살아 있는 바이러스로 백신을 만들어야 한다잖습니까?"

소크는 사빈을 보면서 대답했다.

"우리 실험실에서는 생바이러스 백신은 취급하지 않습니다. 억울하면 당신이 따로 만들든지."

접종이 시작됐고, 뒤이어 소아마비가 유행하는 시기가 도래했다. 백신이 효과가 있는지를 알기 위해서는 소아마비 시즌이 끝날 때까지 기다려야 했다. 소크의 인생에서 이보다 더 초조했던 때는 없었으리라. 오지 않을 것 같던 겨울이 왔고, 소아마비 재단은 도대체 환자가 얼마나 발생했는지 조사하기 시작했다. 1955년 4월, 몇 개월에 걸친 조사 결과가 텔레비전과 라디오로 발표됐다.

"소아마비 백신은, 거의 100퍼센트 폴리오바이러스를 차단하는 것으로 드러났습니다. 소크백신은 완벽한 성공입니다."

하룻밤 사이 전국적으로 유명해졌지만, 소크의 삶은 이전과 다름없었다. 그는 소크생물학 연구소를 설립하고 의학 연구를 계속한다. 소크 백신에 대해 특허를 주장하겠느냐는 기자의 질문에 대한 소크의 대답은 그가 어떤 사람인지를 알려 준다.

"특허 같은 것은 낼 생각이 없습니다. 그런 식이면 태양에도 특허를 내야 하나요?"

특히 소크는 그 백신을 자기 혼자 만든 게 아니라며 '소크 백신'이라는 용어를 쓰지 말 것을 요구했다. 대신 소크는 피츠버그 연구팀을 뜻하는 '핏(Pitt) 백신'로 불러 달라고 했는데, 언론은 네 글자가 더 좋다면서 소크 백신이란 용어를 계속해서 썼다.

사빈도 해내다

소크 백신이 성공한 뒤 미국에서 소아마비의 발생은 급격히 줄어들었다. 하지만 사빈도 실패한 것은 아니었다. 생바이러스를 약하게 만들어 결국 효과가 좋은 사빈 백신을 만들어 냈으니까. 게다가 소크 백신이 주사로만 접종이 가능한 반면, 사빈 백신은 경구로 투여가 가능하다는 장점이 있었다. 당시는 지금처럼 주사기를 흔하게 사용할 수 없었던 시절이라, 사빈 백신은 러시아와 동유럽 등에서 인기가 많았고, 그 지역의 소아마비 감소에 결정적인 기여를 했다. 비록 소크에게 까칠하게 굴기는 했지만, 자신의 신념에 따라 열심히 연구하고 결국 성공을 이뤄 낸 사빈 역시 훌륭한 연구자인 것은 분명하다. 참고로 우리나라는 소크 백신을 쓰고 있다.

더 읽어야 할 책

『역사가 기억하는 세계 100대 의학』, 왕문샤 저, 김정자 역, 꾸벅, 2015년
『백신 무한 도전』, 과학동아 디지털 편집부 저, 과학동아북스, 2013년

시력을 잃은
아프리카인들의 희망이 되다

🩺 오무라 사토시와 아이버멕틴

　　"꺼진 불도 다시 보자." 한때 불조심 포스터에 자주 등장했던 경구다. 실제로 불장난을 해 본 적이 있는 사람이라면 다 타서 곧 사그라질 것 같은 불씨가 다시금 활활 타오르는 광경을 목격했으리라. 그런 일이 없도록 조심하자는 뜻의 이 경구를 다음과 같이 해석해 보면 어떨까? "한바탕 타고 남은 재 속에서도 환한 불꽃을 일으킬 불씨가 남아 있다."라고.

　　오무라 사토시(大村智, 1935~)는 바로 이 불씨를 찾아낸 공로로 일본의 20번째 노벨 과학상 수상자가 됐으니, 꺼진 불도 꼭 다시 볼 필요가 있다.

🙂 오무라 사토시가 찾은 불씨

방선균은 세균과 곰팡이의 중간 단계로 생각되며, 흙 속에서 쉽게 찾을 수 있다. 간혹 사람의 폐에 들어가 알레르기성 폐렴을 일으키기도 하지만, 방선균은 인류에게 이로움을 훨씬 많이 준 균이다. 앞에 등장한 셀먼 왁스먼을 기억할 것이다. 그가 만든 항생제 스트렙토마이신은 1943년 방선균의 한 종류인 스트렙토미세스 그리세우스에서 추출됐다. 이건 시작에 불과했다. 방선균의 가치를 알아본 연구자들이 너도나도 방선균 연구를 시작했다. 스트렙토미세스 베네주얼라이에서 클로람페니콜이, 스트렙토미세스 리모수스에서 테트라사이클린이 만들어지는 등 수많은 항생제가 방선균으로부터 추출됐다.

밀물이 있으면 썰물이 있는 법. 거세게 몰아쳤던 방선균 붐은 시나브로 사그라졌다. 방선균을 찾아 흙을 뒤지던 연구자들은 "방선균에서는 이제 더 이상 어떤 것도 찾아낼 수 없을 것이다"라며 철수해 버렸다. 그로부터 십수 년이 지난 1973년, 일본의 기타사토 연구소에 근무하던 오무라 사토시는 방선균에서 혹시 다른 이들이 미처 발견하지 못한 항생물질을 찾을 수 있지 않을까 하는 생각으로 흙 속을 뒤지기 시작했다. 그가 한 일은 다음과 같았다.

❶ 흙에서 방선균을 찾는다.

❷ 그 방선균이 새로운 종인지 확인한다.

❸ 새로운 종이면 실험실에서 배양하면서 혹시 어떤 항생물질을 내지 않는지

수시로 검사한다.

하지만 세상은 그리 만만하지 않았다. 쉽게 발견될 거라면 남들이 벌써 다 찾아내지 않았겠는가?

하지만 오무라에게는 남들에게는 없는 초인적인 인내심이 있었다. 게다가 농사일을 하는 집안의 차남으로 태어나 경작과 가축 돌보기 등을 하며 학창 시절을 보냈던 그에게 흙을 파서 방선균을 찾는 일은 매우 익숙한 것이었다. 연구는 번번이 실패했고, 그 횟수는 2,500번을 넘어섰지만, 오무라는 포기하지 않았다. 결국 그는 도쿄 인근 시즈오카 현의 골프장에서 채취한 흙에서 스트렙토미세스 아버미틸리스라는 균을 발견하는데, 그 균의 배양액에서 약으로 만들 만한 물질을 찾아낼 수 있었다.

윌리엄 캠벨을 만나다

그 방선균에서 뽑아 낸 물질은 기생충을 죽이는 데 효과가 좋았지만, 아쉽게도 세균이나 곰팡이에는 별 효과를 갖고 있지 못했다. 이게 아쉽다면 아쉬운 것이, 세균은 수시로 항생제에 대한 저항성을 나타내니 새로운 항생제는 늘 필요한 반면, 기생충은 수명도 길고 크기도 큰 관계로 약제에 대한 저항성을 거의 나타내지 못해 여러 종류의 약이 필요하지 않았다. 실제로 지금 우리가 시시때때로 먹는 구충제(흔히 알벤다졸을 말함)는 1972년에 처음 만들어진 것이지만, 회충이나 요충이 그 약에 내성을 발현했다는 소식은 지구촌 어디에서도 들려오지 않고 있다. 게다가 일본은 그즈음 이미 기생충 박멸에 성공한 터라 굳이 새로운 구충제가 필요하지 않았다. 새로 합성한 물질이 약으로 출시되려면 제약회사의 도움이 필요하지만, 여기에 관심을 가진 일본 제약회사는 없었다.

자신이 발견한 물질을 꼭 약으로 만들고 싶었던 오무라는 결국 미국으로 건너가 제약회사 투어를 시작한다. 기생충약에 관심이 없기는 미국이라고 다를 바 없었기에 오무라는 수없이 거절을 당해야만 했다. 보통 사람 같으면 "에이, 그만두고 다른 일 하자" 하고 귀국했겠지만, 오무라의 인내심은 여기서도 빛을 발했다. 그러다 만난 이가 윌리엄 캠벨(William C. Campbell)이다. 세계적인 제약회사 머크사에서 근무하던 캠벨은 알벤다졸을 조금 변형한 티아벤다졸이라는 기생충약을 만들어 선모충♦ 치료에 큰 도움을 준 적도 있을 만큼 기생충약에 조예가 깊었던 터라 오무라의 제안을 흔쾌히 받아들였다. 일본과 미국, 태평양을 사이에 둔 협동 연구가 시작됐다. 오무라가 실험실에서 배양한 방선균을 보내면 캠벨은 방선균이 내는 물질을 크로마토그래피♦로 분리해 그 중 어느 것이 특히 기생충에 대한 효과가 좋은지, 어떤 조건에서 그 물질을 더 많이 만드는지 등을 연구

선모충
맷돼지·쥐·고양이·사람 등의 근육에 기생하는 기생충이다. 인체감염은 근육에 유충이 들어 있는 돼지고기를 날것으로 먹어서 일어나고 돼지는 쥐를 통해 감염되며 쥐는 동류 생식에 의해 감염된다.

크로마토그래피
색소 물질을 흡착제를 이용해 분리하는 방법이다. 러시아의 식물학자인 미하일 츠베트(Mikhail Tsvet)가 식물색소의 분리를 목적으로 발명한 것이다. 혼합물의 시료에서 매질 내에서의 이동도 차이를 이용해서 그 성분을 분리, 분석하는 방법이다.

102

했다. 총 8개의 단백질이 분리됐는데, 이 가운데 두 가지가 효과가 좋았다. 캠벨은 그 두 가지를 적당히 혼합해 약을 만들어 냈고, 둘은 그약에 '아이버멕틴'이란 이름을 붙였다.

뜻밖의 가능성

일반 구충제가 기생충으로 하여금 포도당 흡수를 못하게 하는, 쉽게 말해 굶겨 죽임으로써 구충제의 역할을 하는 반면, 아이버멕틴은 세포에 있는 전해질 채널을 여닫는 과정에 작용한다. 그 채널에 이상이 생기면 염소(Cl) 이온 등 세포 내 전해질의 균형이 깨져 기생충이죽게 되는데, 동물실험을 해 보니 기존 구충제보다 효과가 훨씬 더 좋았다. 1981년 아이버멕틴은 가축기생충의 특효약으로 시장에 출시됐다. 사람들이 써 보니 정말 효과가 좋았기에 아이버멕틴은 2년 만에가축기생충약 시장을 석권한다.

아이버멕틴이 좋은 약으로 칭송받은 건 말의 기생충인 경인대사상충(onchocerca cervicalis)에도 잘 들었기 때문이었다. 이 기생충은 말에서 눈의 염증과 피부염 등을 일으킨다고 알려졌는데, 기존 구충제에는 이 기생충에 효과를 지닌 약이 없었다. 이 소식을 들은 오무라는고개를 갸웃거렸다.

"경인대사상충? 사람한테도 그 비슷한 기생충이 있던데, 거기에 써보면 어떨까?"

아프리카와 남미 일부 지역에서 유행하며 사람에게 실명을 일으키는 회선사상충(onchocerca volvulus)이라는 기생충이 있었지만, 이렇다 할 약제가 없는 상황이었다. 온코서카(onchocerca)라는 속명을 공유하는 것으로 보아 두 기생충은 친척뻘이라 할 수 있었고, 말 기생충에 잘 듣는다면 회선사상충에도 효과가 있을 수 있었다. 그런데 회선사상충은 어떻게 실명을 일으키는 걸까?

🙂 실명에 이르게 하는 기생충

회선사상충은 먹파리라고, 강 주변에 서식하는 흡혈파리가 사람 피를 빨 때 감염된다. 사람 몸에 들어온 회선사상충은 피부로 가서 어른으로 자란다. 길이가 50센티미터 정도 되는 벌레이니, 회선사상충의 증상은 몸통이나 사지, 그리고 두피 등에 회선사상충이 들어 있는 종괴(mass)가 만들어지는 것이다. 여기까지만 보면 별 문제가 없어 보인다. 그냥 피부에 얌전히 들어앉아 있는데 그게 무슨 문제이겠는가? 하지만 문제는 그 사상충이 새끼를 낳는다는 것. 이걸 '미세사상충'이라고 부르는데, 애들이 다 그렇듯 미세사상충도 천방지축 그 자체라, 사람의 몸 이곳저곳을 쏘다니며 놀기 바쁘다. 대부분은 피부와 림프계에서 놀지만, 그중 일부는 사람의 눈으로 가서 염증을 일으킨다. 한두 마리가 이러는 거면 별 문제가 아닐 수 있지만, 수십, 수백 마리가, 그것도 지속적으로 이런 행동을 하면 각막이 혼탁해진다. 우리 몸은 방어 차원에서 미세사상충에 대한 항체를 만들지만, 이게 또 문제다. 미세사상충의 단백질 중 일부가 사람의 망막과 구조가 비슷하니까. 이러다 보니 미세사상충과 싸우라고 만들어진 항체가 엉뚱하게 망막을 공격하는 일이 벌어진다. 회선사상충이 수명이라도 짧다면 좀 낫겠지만, 이 기생충의 수명은 무려 15년에 달하니, 사람의 눈이 견뎌 낼 재간이 없다.

그래서 아프리카에서는 해마다 수십만 명이 이 기생충으로 인해 시력을 잃었다. 눈이 먼 아버지가 아들이 이끄는 막대기를 잡고 길을 걷는 모습은 회선사상충의 유행지에서 흔히 볼 수 있는 광경이었다. 더 큰 비극은 아들이라고 해서 회선사상충에서 자유로울 수가 없다는 점이다. 그 아들이 아버지가 되면 눈이 멀어 손자가 이끄는 막대기를 잡고 길을 걸어야 한다. 회선사상충에 대한 약이 있기는 했다. 디에틸카르바마진(diethylcarbamazine, DEC)이라는 약은 미세사상충을 죽이긴 하는데, 이 약을 먹으면 죽은 미세사상충의 시체가 눈에 쌓여 실명에 이르는 기간이 더 짧아졌다. 학자들이 머리를 맞대고 약을 만들면 해결책이 없는 건 아닐 테지만, 못사는 나라에서 유행하는 기생충에 관심을 갖는 사람은 그리 많지 않았다. 아이버멕틴이 회선사상충에 효과적일 수도 있겠다는 오무라의 발상은 이로 인해 신음하던 아프리카인들에게 한 줄기 희망이었다.

회선사상충의 박멸, 인류애의 결과물

1981년, 세네갈과 가나 등 유행지를 중심으로 아이버멕틴에 대한 임상시험이 시행됐다. 효과는 드라마틱했다. 아이버멕틴은 DEC와 달리 회선사상충이 눈으로 오기 이전에 미세사상충을 죽였다. 아이버멕틴도 DEC처럼 회선사상충의 성충은 죽이지 못했지만, 한번 약을 먹으면 최소한 5년가량 회선사상충이 새끼를 낳지 못할 정도였다. 그러니 유행지 사람들이 2년에 한 번씩 이 약을 먹는다면 회선사상충에 걸리는 건 막지 못할지라도, 시력을 잃는 건 막을 수 있었다. 게다가 피부에 미세사상충이 없으면 먹파리가 회선사상충을 공급받지 못해 새로운 환자 발생이 줄어들게 마련이었다. 가축기생충으로 돈을 많이 번 머크사가 아프리카 환자들을 위해 이 약을 무상으로 공급하기로 결정한 덕분에 1995년 '회선사상충 박멸을 위한 프로그램'이 만들어졌다. 그로부터 12년이 지난 2007년, 이 프로그램이 시행된 나라에서는 회선사상충이 거의 박멸됐다.

2015년, 노벨상 선정 위원회는 오무라 사토시와 윌리엄 캠벨을 노벨 생리의학상 수상자로 결정했다. 사람에게 치명적인 실명을 일으키는 회선사상충을 없애다시피 한 공로였다. 이 해에는 말라리아 치료제를 개발한 투유유(Tu Youyou) 교수도 함께 노벨상을 수상했다.

오무라의 노벨상은 인류애의 결과물이었다. 자기 나라에는 기생충이 없지만, 기생충으로 신음하는 제3세계 사람들을 위해 기생충약을 만들었으니 말이다. 하지만 그보다 더 중요한 것은 꺼진 불도 다시 보자며 수없이 실패를 거듭한 오무라의 도전 정신이었으리라. 기자가 노벨상 수상 소감을 묻자 81세의 오무라는 품속에서 조그마한 비닐봉지를 꺼냈다.

"흙 속의 미생물을 모으기 위해 평생 비닐봉지를 품고 다녔습니다. 앞으로도 계속 토양 샘플을 채취하며 살겠습니다."

더 읽어야 할 책

『독과 약의 세계사』, 후나야마 신지 저, 진정숙 역, 에이케이커뮤니케이션즈, 2017년
『미생물의 세계』, 정해상 저, 일진사, 2016년

똑똑한 정보 전달자, 새로운 면역 세포

🩺 수지상세포를 발견한 랩프 스타인먼

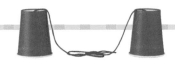

　　노벨상을 받기 위한 조건 중 하나는 건강이다. 건강해야 연구를 열심히 할 수 있는 데다 사망자에게는 노벨상을 주지 않는 것이 관례이기 때문이다. 2011년 노벨 생리의학상 수상자인 랩프 스타인먼(Ralph Steinman, 1943~2011)은 이 점에서 예외다. 그는 노벨상 수상 발표 사흘 전에 췌장암으로 세상을 떠났는데, 그럼에도 그가 수상자가 된 건 노벨상 선정 위원회에서 그의 사망 사실을 몰랐기 때문이다. 여기엔 눈여겨볼 대목이 있다. 그가 췌장암을 선고받은 건 2007년 3월, 노벨상 수상자로 선정되기까지 스타인먼은 4년여를 더 살았다. 췌장암의 대부분이 1년을 채 살지 못한다는 점에서 이는 매우 이례적인 일이었다. 어떻게 그럴 수 있었을까. 스타인먼은 자신에게 노벨상을 가져다준 지식을 췌장암과 싸우는 도구로 삼았다. 비록 지기는 했지만 그 싸움은 위대한 것이었고, 그게 아니었던들 그의 아내가 노벨상 수상대에 서서 감사를 표하는 일은 일어나지 못했으리라. 스타인먼은 도대체 어떤 연구를 했으며, 그의 몸에 한 실험은 무엇이었을까.

😊 면역학 연구를 시작하다

스타인먼은 1943년 캐나다 몬트리올에서 태어났다. '모짜르트'라는 옷가게를 하던 아버지는 스타인먼이 가업을 이어 주길 바랐지만, 과학에 깊이 빠져 있던 스타인먼은 그 요구를 도저히 들어줄 수 없었다. 결국 하버드 의과대학을 졸업하고 의사가 된 스타인먼은 환자를 보는 대신 록펠러 대학에서 면역학 연구를 시작한다. 면역학의 역사는 메치니코프(Il'ya Il'yich Metchinikov)와 에를리히(Paul Ehrich)에 의해 시작된다. 메치니코프는 대식세포*가 처음 만난 병원체를 꿀꺽 삼키는 걸 보면서 "아, 생물체에는 선천성 면역이라는 게 있구나!"라는 걸 깨닫는다. 에를리히는 "독을 주입하면 예전에 그 독을 만나 혼이 난 경험이 있는 세포가 그 독을 인지해서 독과 결합하는 수용체를 혈액 속으로 퍼뜨린다"며 면역이란 학습된 것임을 강조했다. 그 둘은 1908년 사이좋게 노벨 생리의학상을 수상한다. 그 뒤 면역학자들은 학습면역을 담당하는 세포가 림프구라는

> **대식세포**
> 동물 체내 모든 조직에 분포하여 면역을 담당하는 세포이다. 침입한 세균이나 손상된 세포 등을 포식하여, 면역 기능 유지에 중요한 역할을 한다. 탐식세포라고도 한다.

걸 알아낸다. 림프구에 대해 잠깐 알아보자.

백혈구에는 다섯 종류가 있다. 호중구와 호산구는 별다른 지시가 없어도 막 들어온 세균, 기생충과 싸우고, 단핵구는 조직으로 가서 대식세포가 돼 죽은 세포나 병원체를 마구 먹어 치운다. 이게 바로 메치니코프가 발견한 선천면역에 해당된다. 이밖에 알레르기에 관여하는 호염구가 있고, 마지막으로 면역반응을 담당하는 림프구가 있다. 림프구에는 B세포와 T세포라는 것이 있는데, B세포는 외부 침입자를 인식해 항체를 만들고, T세포는 정보 전달과 더불어 침입자를 직접 공격해 죽이는 역할을 한다. 또한 이들은 그 침입자를 기억하고 있다가 나중에 또 들어오면 아예 혼쭐을 내 준다. 이게 에를리히가 발견한 학습면역이다.

하지만 침입자의 특징적인 단백질(항원)을 찾아내 림프구에게 전달함으로써 면역반응을 시작하게 만드는, 소위 항원 공여 세포가 무엇인지는 밝혀진 바가 없었다. 칼을 든 강도가 나타났다고 치자. 범인을 잡으려면 먼저 인상착의를 알아야 한다. 목격자의 증언을 통해 '눈이 아주 작고 키는 170센티미터 정도 되는 데다 약간 살이 쪘다'는 정보를 얻었다고 해 보자. 그러면 몽타주를 작성해서 일선 경찰에게 나눠주고 "이런 사람을 잡으라"고 지시하지 않는가? 항원 공여 세포도 비슷한 일을 한다. 침입자의 단백질을 도움T세포(helper T cell)에게 가져다주고 다음과 같이 말한다. "지금 우리의 주적은 바로 이거야. 이런 걸 가지고 있는 침입자를 공격하라고, 알겠지?" 그래야 B세포는 그 단백질에 대한 항체를 만들고, 살해T세포(killer T cell)는 그걸 가지고 있는 침입자를 찾아 공격을 시작할 수 있다. 그 당시 면역학계의 숙제는 바로 항원 공여 세포가 무엇인지를 알아내는 것이었다.

😊 수지상세포를 발견하다

면역학 연구에 한창이던 1972년, 쥐의 비장에서 뽑은 세포를 관찰하던 스타인먼은 난생처음 보는 세포가 거기 있는 것을 발견한다. 바닥에 찰싹 달라붙는 점은 대식세포와 비슷했지만, 형태가 완전히 달랐다. 세포에서 가지 비슷한 돌기가 여러 개 돌출돼 있었던 것. 스타인먼은 '나뭇가지 모양이다'라는 취지로 그 세포에 '수지상세포(dendritic cell)'라는 이름을 붙였다. '덴드(dend)'는 '나무'를 뜻하는 그리스어인 '덴드리온(dendreon)'에서 딴 것. 나중에 안 사실이지만 수지상세포는 매우 드문 세포로, 피부나 점막, 그리고 폐나 비장 등의 기관에 극히 적은 숫자가 분포하고 있었기에 연구자들이 발견하기 어려웠다.

물론 스타인먼 이전에 아무도 이 세포를 관찰하지 못한 건 아니다. 100년쯤 전인 1868년, 독일의 해부학자 파울 랑게르한스(Paul Langerhans)는 췌장에서 인슐린을 분비하는 곳을 발견하였는데, 이분도 현미경으로 수지상세포를 관찰했다. 하지만 랑게르한스는 그게 독립된 세포가 아닌, 피부에 있는 신경 말단이라고 착각하고 만다. 하기야, 세포에서 나무뿌리 비슷한 게 뻗어 있으니 그렇게 생각할 만도 하다. 이 세포를 관찰한 스타인먼은 그게 면역에서 중요한 기능을 담당

한다고 확신했다.

스타인먼이 이런 생각을 한 건 혼합백혈구반응 결과 때문이었다. 두 사람한테서 뽑은 백혈구를 섞어 놓으면 강한 면역반응이 일어나는데, 여기에 수지상세포를 넣어 주면 반응이 100배나 더 세게 일어났던 것. 게다가 수지상세포가 주로 분포하는 곳은 우리 몸이 외부 단백질과 만나는 곳인 피부나 점막, 폐 등이었으니, 이들이 항원 공여를 한다는 게 이치에 맞았다. 이를 근거로 스타인먼은 "수지상세포야말로 항원 공여 세포다"라고 주장했지만, 다른 학자들은 그의 말을 믿지 않았다. 그들은 숫자도 많고 탐식 능력도 있는 대식세포가 항원 공여 세포일 거라고 주장했다. 그들의 주장에는 일리가 있었다. 세포가 사람처럼 팔이 있는 것도 아니니, 병원체의 단백질을 림프구에게 가져다주려면 몸속에 넣고 가는 수밖에 없는데, 그러려면 탐식 능력이 있어야 했다. 대식세포는 그 이름처럼 뭐든지 잡아먹는 걸로 유명하지 않은가.

하지만 스타인먼이 보기에 대식세포는 영 아니었다. 병원체를 주면 그걸 통째로 잡아먹어, 얼마의 시간이 지난 후에는 대식세포 내에 그 병원체의 흔적이 남지 않았다. 친구더러 '애인한테 초콜릿을 전달해 달라'고 맡겼는데 그 친구가 그 자리에서 초콜릿을 다 먹어 버리면 애인이 초콜릿을 못 받게 되는 것과 같은 이치. 게다가 대식세포는 한자리에 그냥 머물러 있는지라 초콜릿이 손에 있어도 전달해 줄지 의문이었다. 수지상세포에도 문제는 있었다. 식성이 까다로운지 통 뭘 먹지를 않았던 것. 이 난관을 극복한 건 수용체 이론이었다. 성숙한 수지상세포는 탐식 기능이 없지만, 미성숙 수지상세포에는 고도의 기능을 가

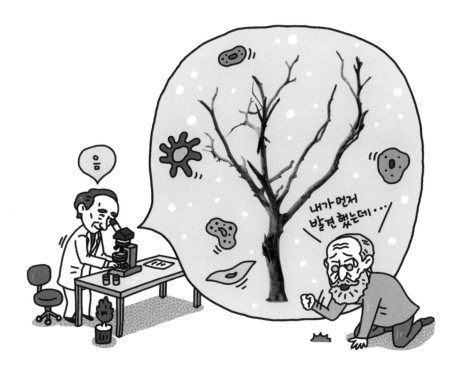

진 수용체(톨유사수용체(Toll-like receptor)라고 한다)가 있어서 "위험한 녀석이 앞에 있다"고 느끼면 수용체를 통해 그 녀석의 특징적인 성분을 받아들이고, 이를 T세포에게 가져감으로써 면역반응을 시작한다는 것. 이 놀라운 사실을 발견한 사람은 율레스 호프만(Jules Hoffmann)과 브루스 보이틀러(Bruce Beutler)인데, 연구는 경쟁의 속성도 있지만 이렇듯 난관에 이르렀을 때 서로 협력함으로써 다음 단계로 나갈 수 있게 도와주는 면도 있다. 호프만과 보이틀러는 2011년 스타인먼과 함께 노벨상을 수상한다.

스타인먼과 다른 연구자들이 알아낸 수지상세포의 기능을 정리해 보자. 수지상세포는 원래 미성숙 상태로 존재한다. 이들은 외부 항원을 만나기 쉬운 곳에 주로 분포하다가 해로운 병원체의 단백질이 감지되면 수용체를 통해 그 단백질을 몸 안으로 받아들인다. 단백질을 품은 수지상세포는 한자리에 머무는 대식세포와 달리 혈액을 통해 비장으로 가거나 아니면 림프를 통해 림프절로 간다. 림프절이나 비장은 T세포가 아주 많은 곳으로 거기서 수지상세포는 성숙을 시작하고, 그곳에 있는 도움T세포를 만나 가지고 있던 항원을 전달한다. "매우 위험한 놈이니 꼭 잡아 주게"라는 당부와 함께. 정보를 전달받은 도움T세포는 B세포한테 가서 항체를 만들라고 이야기한다. 또한 수지상세포와 도움T세포는 잠자고 있던 살해T세포를 깨운다. 살해T세포는 생포하라는 지시는 잊어버린 채 침입자를 제거해 버린다.

수지상세포의 기능은 여기서 끝나는 게 아니다. 기억T세포(memory T cell)라고 불리는 애들을 모아 교육을 시키는 것. "이런 애들이 또 쳐들어 올 수 있거든. 그때는 내가 굳이 지시하지 않아도 네가 다른 세포들한테 연락해 면역반응을 일으키라고." 실제로 같은 병원체에 의한 2차 침입이 일어난다고 치자. 대식세포가 아무 생각없이 그걸 잡아먹을 때 기억T세포가 나타나 이렇게 외친다. "대식세포, 네가 지금 먹는 게 혹시 지난번에 왔던 병원체 아냐? 그거 이리 내놔." 처음 만나는 병원체라면 수지상세포가 항원을 제공해야 하지만, 두 번째로 만나는 병원체는 대식세포를 비롯한 여러 세포들이 항원을 제공할 수 있는데, 이게 다 수지상세포가 교육을 시켜 준 덕분이다. 수지상세포를 가리켜 "선천성 면역과 학습면역 사이를 연결시켜 준다"라고 하는 건 이 때문

114

이고, 에를리히와 메치니코프는 수지상세포 덕분에 손을 잡을 수 있었다.

암세포의 성장을 늦추다

수지상세포가 항원 공여 세포임이 인정받고 난 뒤 스타인먼이 전념한 건 이를 이용한 백신 연구였다. 암은 명백히 위험한 이물질이지만, 우리 몸은 암에 대해 적절한 면역반응을 일으키지 못한다. 암세포가 자기 몸의 세포인 것처럼 면역계를 속이기 때문이다. 항암제는 빨리 증식하는 세포를 타격하는 기능을 갖춘 약이라 암세포를 죽일 수 있지만, 머리카락이 빠지고 소화기관이 피해를 입는 부작용이 있다. 만일 암세포에 대해 면역반응을 유발할 수 있다면 어떨까? 인체 면역은 다른 곳은 다 놔두고 암세포에만 작용하는 '특이성'이 있는지라 별다른 부작용 없이 암을 치료할 수 있다. 이 방법이 처음 적용된 암은 흑색종(melanoma)이라고, 피부에 주로 생기는 암이었다. 우선 흑색종에만 있는 단백질을 분리해 냈다. 그리고 흑색종 환자로부터 뽑은 수지상세포를 암 특이 단백질과 같이 배양한다. 수지상세포는 이 단백질을 T세포가 알아보기 좋게 가공한 뒤 세포막에 장착한다. 이 수지상세포를 환자에게 넣어 주면, 환자의 T세포가 수지상세포의 명령을 받고 여기에 대한 면역반응을 일으킬 것이 아닌가! 성과는 있었다. 예컨대 흑색종 환자 18명 중 16명에서 암 단백질에 대한 면역반응이 유발됐고,

9명에게서 암세포의 성장이 늦춰졌다. 수지상세포의 효과가 꼭 암에만 적용되는 건 아니어서, 에이즈나 말라리아에서도 같은 원리의 면역 치료가 시도되고 있다.

수지상세포의 활용은 치료에만 그치지 않는다. 수지상세포가 면역 반응을 유발하는 시발점이라면, 수지상세포한테 T세포를 잘 달래 주게 하면 면역반응이 덜 일어나지 않겠는가? 이게 필요한 병이 있다. 자가면역질환이라고, 류마티스성 관절염이나 전신성홍반성낭창처럼 우리 면역이 스스로를 공격하는 병 말이다. 면역을 달래는 데 성공한다면 이 방법은 신장이식이나 간이식 등 면역을 억제해야 하는 경우에도 쓸 수 있다. 한마디로 말해 수지상세포의 쓰임새는 무궁무진하다는 뜻이다.

이미 말한 것처럼 스타인먼은 2007년 췌장암 선고를 받았다. 췌장의 일부를 잘라 내는 수술에 이어 항암제 치료를 시작했지만, 기대수명은 채 1년도 되지 않았다. 스타인먼은 자신이 발견한 수지상세포를 이용한 백신 치료를 시작한다. 그로부터 4년간, 스타인먼은 비교적 건강한 상태를 유지했고, 여기에 고무된 나머지 "난 이 방법이 암 치료의 새로운 전기가 될 것이라고 생각한다"라고 말하기도 했다. 하지만 2011년 9월, 스타인먼은 폐렴에 걸려 병원에 입원하는데, 그는 그때 이런 말을 한다. "아무래도 이곳을 나가기 힘들겠다." 4년 반 동안 건강하게 살아온 걸 생각하면 좀 뜻밖이라고 할 만하지만, 결국 그는 보름 후 호흡부전으로 숨지고 만다. 아무런 준비가 없었던 그의 가족들은 이 사실을 어떻게 알릴까 고민하던 끝에 10월 3일 그가 일하던 실험실로 찾아가기로 한다. 그리고 그날, 스톡홀름에서 전화가 왔다. 뒤늦게 스타인먼의 전화기를 켠 그의 부인은 남편이 노벨상을 수상했다는 소식을 접한다. 그 메시지를 본 가족들은 일제히 욕설을 했다고 한다. 남편 혹은 아버지가 죽었는데 그깟 상이 무슨 소용이겠는가? 하지만 어쨌든 상이란 기분 좋은 일이고, 뒤늦게나마 받는 것이 못 받는 것보다는 낫다. 결국 그의 부인은 스톡홀름에서 열린 노벨상 시상대에 선다.

연구란 가설을 세우고 그걸 증명하는 과정이고, 성공한 연구자와 실패한 연구자의 차이는 자신의 가설을 입증하기 위해 얼마나 노력을 기울였느냐 하는 데에서 비롯된다. 모든 이가 수지상세포는 아무 역할도 하지 않는다고 비웃었지만, 스타인먼은 20여 년을 수지상세포 연구에 전념했고, 결국 해냈다. 그의 동료가 스타인먼을 가리켜 한 다음 말에서 그의 노력을 짐작할 수 있다. "그는 정말 오랫동안 혼자 사막에 있었어요."

더 읽어야 할 책

『신이 준 암 치료제, 내 몸 안의 면역 세포』, 정용윤·구라모치 츠네오 저, 월간암, 2015년

『보스세포』, 야자키 유이치로 저, 정연주 역, 경향BP, 2015년

셀먼 왁스먼
땅속에 길이 있다

결핵은 참 끈질긴 병입니다. 사람의 폐를 침범해 병을 일으키고, 그것도 부족해 혈액을 타고 몸 여기저기에 병을 일으킵니다. 과거 꼬부랑 할머니가 많았던 것도 결핵균이 척추뼈를 침범한 탓이었어요. 결핵으로 죽는 게 드문 일이 된 시대긴 하지만, 2015년 통계에 의하면 대한민국의 결핵 환자는 무려 4만 명에 달한다고 하네요. 그래도 우리나라는 사정이 좋은 편입니다. 전 세계에서 해마다 결핵으로 죽는 사람의 수는 무려 180만 명에 달합니다. 왜 그럴까요? 결핵을 치료하는 약이 있기는 하지만, 결핵균이 워낙 까다로운 녀석이라, 완치를 위해서는 최소한 6개월에서 1년가량 약을 먹어야 합니다. 생활 수준이 낮고 약을 구하기 어려운 후진국에서 결핵 완치가 어려운 이유입니다.

지금도 이런데, 결핵약이 없던 시대에는 어땠을까요? 그때는 결핵으로 죽는 사람이 지금보다 훨씬 더 많았습니다. 사형집행관에 가깝던 이 나쁜 균에게 처음으로 제동을 건 사람이 바로 셀먼 왁스먼이었습니다. 그가 태어났을 때는 코흐라는 학자가 결핵을 일으키는 균을 찾아낸 뒤였지만, 이 균을 죽이는 약은 아무도 만들지 못했습니다. 그 위대한 페니실린도 결핵균에는 속수무책이었지요. 그런데 누가 알았겠습니까? 그 답이 땅에 있다는 것을요. 평소 땅속의 생물체를 들여다보기 좋아했던 왁스먼은 세균도 아니고 곰팡이도 아닌, 방선균이라는 희한한 생물체로부터 스트렙토마이신이라는 항생물질을 찾아냅니다. 이 약은 그로부터 70여 년이 지난 지금도 결핵 환자를 치료하는 1차 약으로 쓰이고 있습니다.

'결핵약이 있으니 결핵은 더 이상 연구할 필요가 없겠다'라고 생각하는 분들도 있겠지만 위에서 말한 대로 기존의 결핵약은 결핵균을 한방에 죽이지 못하는 데다, 약제에 내성을 가진 결핵균이 나타나고 있답니다. 그럼에도 제약회사는 가난한 나라들에서 유행하는 질병의 치료제에는 별 관심이 없지요. 스트렙토마이신이 아직도 쓰이는 것도 그 때문입니다. 빈번한 왕래가 일상화된 요즘 시대에 일부 국가의 문제가 지구 전체로 확대되는 것은 시간문제입니다. 당장 우리나라에서도 여러 약제에 두루 내성을 지닌, 소위 '슈퍼결핵' 환자가 매년 2천 여 명씩 발생하고 있답니다. 100년도 훨씬 더 전에 태어난 왁스먼의 발견에 기대는 대신, 좀 더 효과적인 약제를 개발해야 할 필요가 있다는 얘기지요. 그러면 어떻게 해야 할까요? 시간이 있을 때마다 좁은 스마트폰을 들여다보는 대신, 넓은 세상을 두루 살펴봅시다. 왁스먼이 땅속에서 결핵약을 찾은 것처럼, 우리 곁에 있는 자연에 그 답이 있을지 모르니까요.

3장
병의 전파 경로를 파악하다

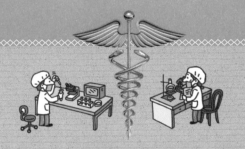

콜레라균 전파의 주범, 물을 주목하라!

☤ 미아즈마설을 반박한 존 스노

콜레라는 비브리오 콜레라(Vibrio cholera)라는 쉼표 모양의 세균이 일으키는 질환이다. 비브리오균이 인체 내에 침입하면 위산으로 인해 대부분이 죽지만 일부 세균은 살아남아 소장에 도착하는데, 그때부터 문제가 생긴다. 자신의 동료들을 죽게 만든 인간에게 복수를 맹세하기 때문. 인간 입장에서는 난데없이 들어와 복수 운운하는 이들의 행태가 뜬금없겠지만, 콜레라는 진지하다. 콜레라가 복수하는 방법은 바로 독소를 만드는 것. 이 독소는 소장세포로 침투해 들어가 세포가 그 안에 있는 물과 전해질을 몽땅 밖으로 토해 내게 하는데, 그 결과 무시무시한 설사가 유발된다.

🦠 여전히 무시무시한 콜레라의 위력

설사에도 여러 종류가 있지만, 콜레라에 의한 설사는 물이 워낙 많아 쌀뜨물처럼 보인다. 하루 10~20리터의 설사도 가능한 탓에 그냥 놔두면 탈수로 죽을 수도 있는데, 지금도 유행지에서는 연간 280만 명이 콜레라에 걸리고 그중 9만 명가량이 사망한다. 더 중요한 사실은 유행지가 아닌 곳에서도 콜레라가 매년 8만 7천 건이나 발생하며, 그중 2,500명이 죽는다는 것. 그렇다면 우리나라에도 콜레라가 있을까? 물론이다. 우리가 관심이 없어서 그렇지 우리나라에도 콜레라가 이따금씩 발생한다. 최근의 예만 봐도 2001년 162명의 환자가 있었고, 그 후로도 매년 10명 내외의 환자가 발생 중이니, 콜레라에 대해 주의를 기울일 필요가 있다.

이 무서운 콜레라를 퇴치하기 위해서는 어떻게 해야 할까? 먼저 콜레라를 일으키는 병원체를 발견하는 게 급선무라고 생각할지 모르겠다. 적을 알고 나를 알면 백전불패라는 말도 있듯이, 병원균을 분리해 낸다면 그에 대한 대책도 세울 수 있을 테니까. 콜레라균을 발견한 학자는 세균학의 아버지라 할 로베르트 코흐로, 그는 이집트와 인도를 오가며 연구에 몰두한 끝에 콜레라균을 발견한다. 충분히 박수를 받을 일이지만, 코흐 이전에 콜레라의 전파 경로를 알아냄으로써 사람들이 쌀뜨물 설사를 하지 않게 막아 준 분이 있었다. 콜레라 퇴치의 일등공신이라 할 만한 그의 이름은 존 스노(John Snow, 1813~1858)였다.

🍪 미아즈마설을 의심하다

　영국에 콜레라가 처음으로 상륙한 것은 1831년이었다. 원래 콜레라는 인도에서 처음 발생했지만 국가 간 무역이 활성화되면서 점차 다른 나라로 퍼졌다. 콜레라를 앓던 선원을 태운 배와 함께 영국에까지 들어오게 된 것이다. 콜레라가 진정된 1832년까지 죽은 영국인의 수는 무려 3만 2천 명. 하지만 더 무서운 것은 도대체 원인을 알 수 없다는 점이었다. 이때 등장한 것이 바로 '미아즈마(miasma) 설', 즉 쓰레기 더미나 화산 등에서 나오는 나쁜 공기가 사람들로 하여금 엄청난 양의 설사를 하게 만들었다는 주장이었다. 그 시절 의학 공부를 하던 스노는 탄광에서 일하던 인부들이 콜레라로 죽는 것을 목격하면서 미아즈마설에 대해 회의를 품기 시작한다.

　'나쁜 공기를 흡입해서 병이 생긴다면 초기에 기침이 나야 정상이잖아? 그런데 콜레라에 걸린 인부들의 증상은 구토와 설사였어. 그렇다면 이건 공기가 아니라 입으로 뭔가가 들어간 결과야.'

　스노는 미아즈마설에 대한 반박을 담은 『콜레라의 전파 방식에 대해서(On the Mode of Communication of Cholera)』라는 책을 내지만, 그때는 이미 콜레라가 진정된 뒤라 여기에 관심을 가지는 사람은 없었다. 머쓱해진 스노도 자신의 본업인 외과로 돌아간다. 이 시절 스노의 주목할 만한 업적은 외과 수술을 할 때 필요한 마취제의 용량을 정확히 계산함으로써 환자가 안전하게 수술을 받을 수 있게 한 것이었다. 여기서 명성을 쌓은 스노는 나중에 빅토리아 여왕의 분만을 돕기도 하는데, 좋은 세상이었다면 스노는 아마도 유능한 외과 의사로의 삶을 살아갔으리라. 하지만 세상은 그를 편안히 살도록 내버려 두지 않았다. 1848년, 영국에서 또 다시 콜레라가 발생했기 때문이다.

🦠 오염된 물이 원인이다

1만 4천 명의 목숨을 앗아간 콜레라의 두 번째 유행은 스노가 외과 의사의 길을 포기하고 콜레라의 전파 방식을 규명하는 일에 전념하게 만들었다. 그 시절 런던 사람들은 우물에서 수동 펌프로 퍼 올린 물을 사용했다. 즉 광장이나 길모퉁이에 수동 펌프가 있었고, 사람들은 양동이를 가져다가 물을 받은 뒤 집으로 가져가 썼다. 첫 번째 유행 때 사람들이 먹는 물을 의심했던 그는 런던의 일부 지역에서 콜레라에 걸린 사람들의 주소를 알아낸 뒤 지도에다 점을 찍었고, 그들이 어느 펌프에서 물을 길어다 먹는지를 확인했다. 스노가 조사한 골든 스퀘어에는 총 9개의 펌프가 있었지만, 콜레라 환자들에게 식수를 공급한 펌프는 단 3개였다. 이 결과로 스노는 오염된 우물이 콜레라를 퍼뜨린 원인임을 확신한다.

스노가 자신의 확신을 행동으로 옮기게 되기까지는 그리 오랜 시간이 걸리지 않았다. 1854년, 세 번째 유행이 닥쳤다. 두 번째 유행과 불과 5년밖에 차이가 나지 않았지만, 그 사이 런던에는 약간의 변화가 있었다. 수도 회사가 집까지 직접 물을 공급해 주게 된 덕분에 주민들

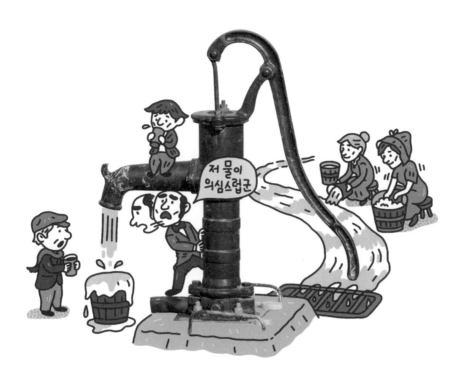

이 양동이를 들고 펌프까지 갈 필요가 없게 된 것. 수도 회사 여러 곳이 경쟁적으로 물을 공급했기에, 주민들은 마음에 드는 곳과 계약을 체결하면 됐다. "그때 우리나라는 우물에서 물을 길어 먹는 조선 시대였는데!"라며 자괴감을 갖지는 말자. 그 시절엔 상수도와 하수도의 구분이 없어서 런던 시민들이 배출하는 대소변들이 그들의 식수인 템스강으로 흘러들었다. 오물에서 멀리 떨어진 곳에서 식수를 퍼 올린 회사도 있었지만, 어떤 회사는 오물 근처에서만 집중적으로 식수를 펐던 회사도 있었다니, 이럴 바엔 우물이 더 나을 수도 있다.

유행은 빠르게 번져 열흘 사이 500명이 죽었다. 최종적으로 1만 명이 사망한 이 세 번째 유행에서 스노는 지방행정에 관한 기록을 뒤져 런던 주민들이 어느 회사의 물을 사용하는지를 알아냈다. 결과는 다음과 같았다.

❶ 사우스워크 앤드 복스월(Southwark & Vauxhall) 사: 4만 가구

❷ 램버스(Lambeth) 사: 2만 6,000가구.

그다음으로 해당 회사의 물을 먹는 사람들 중 콜레라로 인한 사망자가 얼마나 발생했는지를 찾아봤다. ①번이 1,263명, ②번은 98명. 답은 명백했다. 사우스워크 앤드 복스월 회사가 문제였다. 나중에 확인된 사실이지만 램버스사는 1949년 2차 유행 이후 우물이 덜한 곳으로 식수원을 옮겼기에 피해가 덜했던 것이다.

🦠 브로드가의 펌프를 멈추다

사우스워크 앤드 복스월 회사가 문제라는 것은 알아냈지만, 그중 어떤 펌프가 주범인가를 알아내는 일은 쉽지 않았다. 스노는 매일같이 콜레라 환자의 집을 찾아다니며 집과 펌프와의 거리를 조사했다. 브로드가 펌프가 용의자로 떠올랐다. 나중에 밝혀진 사실이지만 이 사태는 브로드가 펌프 바로 앞에 살던 부인에게 책임이 있었다. 사정은 이랬다. 1854년 8월 28일, 그녀의 5개월 된 아이가 갑자기 설사를 하기

시작했다. 그녀는 아이의 설사가 묻은 기저귀를 대야에 넣고 빤 다음 그 물을 집 앞에 있는 오수 구덩이에 버렸다. 아이의 설사에는 콜레라를 일으키는 비브리오 균이 엄청나게 들어 있었고, 그 균들은 오수 구덩이에서 불과 1미터도 떨어지지 않은 브로드가 펌프로 흘러들어 갔다. 그리고 8월 31일, 콜레라의 세 번째 유행이 시작됐다. 기저귀를 빨아 대유행의 원인을 제공한 여인은 아이에 이어 자신의 남편까지 콜레라로 죽는 것을 목격해야 했다. 물론 스노는 이런 자세한 내막을 알 수는 없었지만, 최소한 브로드가 펌프에 문제가 있다는 것만은 확신할 수 있었다. 그는 담당 공무원을 설득해 브로드가 펌프를 폐쇄해 달라고 요청했다. 9월 8일, 결국 펌프는 멈췄고, 그와 동시에 유행도 급격히 사라졌다. 스노의 연구가 결실을 맺는 순간이었다.

큰 상을 내려도 시원찮을 판이지만, 사람들의 편견은 쉽사리 바뀌지 않았다. 의사들은 여전히 미아즈마설을 신봉하느라 스노의 말에 귀를 기울이지 않았다. 스노의 말을 듣고 펌프를 멈춘 공무원들도 마찬가지였다. 그들은 말했다.

"이봐요 스노 씨, 당신이 유행을 멈췄다고 생각하지 마세요. 이전에도 콜레라의 유행은 저절로 사라졌거든요? 그러니까 브로드가의 펌프를 멈추지 않았어도 결과는 같았을 거예요. 당신은 그저 운이 좋았을 뿐이에요."

그들이 그렇게 자신만만했던 건 브로드가 펌프의 물을 조사한 결과 어떤 오염 물질도 없었다는 결과가 나온 탓이었다.

🧠 뇌졸중으로 쓰러지다

노력 끝에 알아낸 진실을 사람들이 믿어 주지 않을 때 우리는 답답함을 느낀다. 게다가 함께 일했던 공무원으로부터 저런 말까지 들어야 하는 스노의 마음은 어땠을까? 그는 뇌졸중으로 쓰러졌고, 다시는 일어나지 못했다. 그의 나이 불과 45세였다. 그 시대에 45세라면 아주 단명한 것은 아니겠지만, 자신의 이론이 빛을 보는 광경을 보지 못한 채 죽었다는 게 안타깝다. 요즘 연구에 의하면 스트레스는 허혈성 뇌졸중의 빈도를 24퍼센트나 높인다니, 어쩌면 스노의 죽음은 그를 믿지 않았던 세상에 대한 분노 때문일 수도 있겠다.

세상의 편견이 안타까운 이유가 꼭 스노를 죽게 만들었기 때문만은 아니다. 스노가 죽고 난 뒤 8년이 지난 1866년 영국에서 네 번째 유행이 발생해 7천 명이 사망했다. 그때까지도 사람들은 미아즈마설을 신봉했고, 일부 식수 회사는 여전히 오물이 유입되는 곳에서 식수를 채취하고 있었으니, 이런 참극이 벌어진 것도 당연해 보인다. 그 뒤 콜레라가 물을 통해 전파된다는 스노의 이론이 맞다는 게 여러 사람에 의해 확인됐고, 영국 국민들은 더 이상 오물이 섞인 식수를 먹지 않을 수 있게 됐다. 웬만큼 사는 나라에서는 콜레라 걱정을 하지 않게 된 건 그러니까 다 스노 덕분인 셈이다.

존 스노가 태어난 지 200주년이 되는 2013년 3월 15일, 미국의학협회지는 그에게 이런 헌사를 보냈다. 이 글을 보고 저세상에서나마 스노가 마음을 풀었으면 좋겠다.

130

"스노 박사, 고마워요. 당신이 태어난 지 200년이 지났지만, 당신은 여전히 세계적으로 영향력 있는 인사입니다. 모든 이들이 많은 인명을 구한 당신의 공로에 고마워하길 바랍니다."

더 읽어야 할 책

『콜레라는 어떻게 문명을 구했나』, 존 퀘이조 저, 황상익·최은경·최규진 역, 메디치미디어, 2012년

『미친 연구, 위대한 발견』, 빌리 우드워드 저, 김소정 역, 푸른지식, 2011년

현미경이 녹슬 때까지 모기를 관찰하다

🔬 말라리아 오오시스트를 발견한 로널드 로스

"저는 과학자가 되기에는 너무 머리가 나빠요"라고 말하는 학생을 만난 적이 있다. 과학자는 왜 머리가 좋아야 할까? "그야 당연하죠. 다른 사람이 생각하지 못하는 것을 상상해야 하잖아요." 이런 생각을 하는 사람이 꽤 많을 것 같다. 하지만 실제는 그렇지 않다. 과학은 '될 때까지 해 본다'는 각오로 비슷한 과정을 반복해야 하는 분야. 그래서 반짝이는 머리보다는 인내심이 훨씬 더 필요하다. 349번의 실패를 딛고 DDT라는 살충제를 만든 파울 뮐러(Paul Hermann Müller)가 그 한 예인데, 인내심 면에서는 로널드 로스(Ronald Ross, 1857~1932)도 만만치 않다. 기생충 학자로는 최초로 노벨 생리의학상을 탄 로스는 도대체 어떤 인내심을 발휘했을까.

🐛 시인이 되고 싶었던 로스

1895년 3월, 인도로 향하는 배 안에 로널드 로스라는 이름을 가진 젊은이가 타고 있었다. 그가 가족을 놔둔 채 인도로 향한 이유는 스승인 패트릭 맨슨(Patrick Manson)으로부터 특명을 받았기 때문이다. 배 난간에 몸을 기댄 로스는 스승이 있는 곳을 향해 중얼거렸다.

"걱정 마십시오. 반드시 임무를 완수하겠습니다."

로스는 인도의 우타라칸드에서 열 명 중 장남으로 태어났다. 아버지는 영국군 장교로, 영국의 식민지였던 인도에서 근무 중이었다. 당시 인도 귀족의 자제들이 그랬던 것처럼 로스도 8세가 되었을 때 영국으로 가 학교를 다녔다. 로스는 시와 음악 등 예술 쪽에 조예가 깊었지만, 아버지는 작가가 되고 싶다는 로스의 열망에 아랑곳하지 않고 로스를 런던에 있는 의과대학에 강제로 보냈다. 그러나 말을 물가로 끌고 갈 수는 있어도 물을 먹게 할 수는 없는 노릇. 로스는 대학 생활의 대부분을 음악을 듣고 시를 쓰며 보냈다. 당시 영국은 의과대학 졸업생들을 성적에 따라 일반의 코스와 전문의 코스로 구분했다. 제일 똑똑한 학생에게는 의학학사를 주고 전문의 코스를 받게 한 반면, 성적이 어중간한 학생에게는 정식 학위 대신 왕립의사학교 면허를 딸 자격을, 하위권인 학생에게는 약제사협회 시험에 응모할 자격을 부여했다. 더 공부해 봤자 소용없으니 빨리 의사가 돼 일반의로 살라는 취지인데, 시에 탐닉하느라 공부를 제대로 못 한 로스는 당연히 약제사협회 면허 소지자가 된다.

🦠 로스를 찾아온 두 가지 행운

인도에서 군의관 생활을 하면서도 로스는 여전히 의학에 아무런 흥미를 갖지 못했다.

"역시 나는 시인이 어울려. 다시 영국으로 가서 시인이 되겠어. 아무도 날 말릴 수 없어!"

꿈과 현실 사이의 갈등은 누구에게나 있기 마련이다. 여기서 중요한 것은 자신의 꿈이 단순히 꿈만이 아니라는 것을 증명할 책임이 스스로에게 있다는 것. 로스가 정말 시인이 되고 싶었다면 그가 쓴 시가 권위 있는 잡지에 실린다든지, 유명 시인의 호평을 받는다든지 하는 등 가시적인 성과가 있어야 했다. 그랬다면 설사 군인 출신의 아버지라 할지라도 더 이상 로스에게 의사의 길을 강요하지는 못했으리라. 하지만 로스가 쓴 시가 좋은 평가를 받았다는 흔적은 없었으니, 그가 만약 시인이 됐다면 로스의 이름은 오래지 않아 잊혔을 확률이 높다.

그를 구한 것은 '여자'와 '스승'이었다. 휴가차 영국에 간 그는 '로사 블록섬(Rosa Bloxam)'이라는 여인을 만나 결혼한다. 결혼을 하게 되면 가장으로서 책임감이 생기기 마련. 그는 의사를 그만두는 대신 '공중 보건과(科) 미생물학 과정'에 들어가기로 한다. 그 과정을 수료한 뒤 어느 정도 자신감을 얻은 로스는 다시 인도로 돌아가 군의관으로 왕성한 활동을 한다. 두 번째 행운은 1894년에 찾아온다. 휴가를 얻어 가족과 함께 영국으로 간 로스는 자신의 운명을 결정지을 사람을 만났으니, 그가 바로 패트릭 맨슨이다. 맨슨은 말라리아 같은 열대성 질환의 권위자였고, 그가 집필한『맨슨의 열대질환(*Manson's Tropical Diseases*)』은 지금도 가장 널리 쓰이는 열대의학 교재다. 그때까지만 해도 로스는 말라리아에 대해 아는 게 거의 없었다. 샤를 라브랑이 사람의 혈액에서 말라리아 병원체를 발견한 게 1880년이건만, 그로부터 13년이 지난 시점에서도 로스는 말라리아가 사람의 소화관 내에 산다고 생각했고, '말라리아가 장내 감염'이라는 주장을 담은 논문을 인도의 한 의학 잡지에 싣기까지 했다. 훗날 로스는 노벨상 수상 연설에서 "인도에서는 최신 의학 잡지를 받아보기 힘들어서 그랬다"고 말하는데, 맨슨으로부터 말라리아에 대해 배우고 난 뒤 로스는 비로소 말라리아에 대해 눈을 뜬다. 경이로운 눈으로 현미경을 들여다보던 로스에게 맨슨이 말한다.

"말라리아가 혈액에 산다는 것은 입증됐지만, 아직도 풀어야 할 수수께끼가 있어. 그게 어떻게 사람에게 전파되는가에 관한 것이지. 나쁜 공기니 늪에 악령이 사느니 하는 주장들은 다 말이 안돼. 내가 보기에 말라리아는 모기를 통해 전파되는 것 같아."

말을 마친 맨슨은 로스의 어깨에 손을 얹었다.

"로스 군, 그래서 말인데 자네가 당장 인도로 가서 모기를 좀 뒤져 보게나. 아마 모기 몸 안에 말라리아가 있을 거야."

로스가 가족을 뒤로한 채 인도로 향한 것은 바로 그 때문이었다.

🐀 로스의 인내심

세쿤데라바드라는 곳의 병원에 자리를 잡은 로스는 본격적인 연구에 착수했다. 로스의 계획은 다음과 같았다.

❶ 모기를 잡는다.

❷ 모기로 하여금 말라리아 환자의 피를 빨게 한다.

❸ 며칠이 지난 뒤 그 모기를 해부해 말라리아가 자라고 있는지 확인한다.

만약 말라리아가 발견된다면 모기가 말라리아를 전파한다는 가설을 입증할 수 있었다.

하지만 로스의 계획은 첫 단계에서부터 삐끗했다. 곤충에 대해 조금만 조예가 있는 사람이라면 모기에는 수많은 종이 있고, 그중 말라리아를 전파하는 모기는 일부일 것이라는 생각을 했을 것이다. 그렇다면 각 종류별로 모기를 잡아서 조사하는 게 상식적이지만, 안타깝게도 로스에게는 그런 상식이 없었다. 그는 현지 사람들 몇 명을 고용해모기를 잡아 오게 했다. 학문에 대해 별 뜻이 없던 고용인들은 가장많고 가장 잡기 쉬운 모기들을 잡아 왔다. 로스는 그 모기들로 하여금 환자의 피를 빨게 했고, 현미경으로 그 모기를 들여다보며 말라리아가 있는지 확인했다. 아파 죽겠는데 웃통을 벗고 피를 빨리는 환자들도 고역이었을 테지만, 모기를 보는 것도 결코 쉬운 일은 아니었다. 기생충으로 착각하게 만드는 것들이 한둘이 아닌 데다, 말라리아가 모기에서 어떤 형태를 취할지 아무도 알지 못한다는 점이 로스를 힘들게 했다. 그럼에도 로스는 계속 현미경을 들여다보면서 말라리아가 모습을 드러내기를 기다렸다. 그 당시 로스가 쓴 일기의 일부다.

"이마와 손에서 흐르는 땀으로 현미경 나사가 녹이 슬고 마지막 남은 접안경마저 산산조각 났다."

1897년 8월까지 2년 반 동안 모기를 들여다봤지만, 로스는 말라리아를 찾을 수 없었다. 보통 사람 같으면 1년 정도 모기를 보다가 스승에게 전화를 걸어 "모기는 아닌 것 같습니다"라고 했을 테지만, 인내심 하나는 누구보다 강했던 로스는 땀을 뻘뻘 흘려 가며 모기를 관찰했다.

🦠 기나긴 기다림의 열매

새로운 고용인으로 온 마호메드 벅스(Mahommed Bux)는 곤충에 조예가 있는 사람이었다. 그는 다른 고용인들이 주로 모기를 잡는 곳 대신 좀 더 멀리 나가서 모기 열 마리를 잡아 왔다. 로스는 한 번도 그런 모기를 본 적이 없었다. 모기는 갈색이었고, 날개에는 얼룩이 있었다. 더 특이한 점은 흡혈 자세였다. 보통 모기는 흡혈할 때 구부정한 형태가 되는 반면, 이 모기는 머리를 아래로 내리고 꽁무니를 세워 몸이 일직선이 됐다. 모기는 그렇게 말라리아 환자의 피를 빨았다. 모기가 흡혈을 마친 뒤 로스는 두 마리를 죽여 해부해 봤다. 아무것도 없었다. 말라리아가 모기 안에서 발육하려면 시간이 좀 필요하다는 점에서, 바로 죽이는 건 의미 없는 일이었다. 하루가 지난 뒤 또 두 마리를 봤지만, 역시 아무것도 발견할 수 없었다. 그냥 죽은 모기도 있었기에 남은 것은 단 세 마리. 로스는 4일째 되는 날 그중 한 마리를 해부했다. 2년 반 동안 지겹게 했던 일이었고, 이번에도 뭔가 나오리라는 기대는 하지 않았으리라. 하지만 이 모기에는 뭔가가 있었다. 위벽 바깥에 둥근 것들이 붙어 있었던 것.

나중에 안 사실이지만 이것들은 말라리아의 오오시스트(oocyst)라고, 기생충의 알 비슷한 단계였다. 말라리아는 유성 생식과 무성 생식◆을 번갈아 하며, 중간숙주◆인 사람에서는 무성 생식을, 종숙주◆인 모기에서는 유성 생식을 한다. 즉 사람의 혈액 속에 있던 생식세포들이 모기에게 건너가 그 안에서 수정이 이루어지며, 며칠이 지나면 그게 오오시스트가 돼 위벽을 뚫고 나와 벽 바깥에 붙은 채 발육하게 된다. 오오시스트 안에서 만들어지는 것이 포자소체며, 모기가 사람의 피를 빨 때 이 포자소체가 들어와 감염이 이루어진다. 로스는 당연히 이 모든 과정을 알지 못했고, 스승이 말해 준 동그란 것을 찾아냈다는 것에 기뻐한다. 시인을 꿈꿨던 학자답게 로스는 그때의 일을 이렇게 표현했다.

"1897년 8월 16일, 운명의 천사가 마침내 내 머리

유성 생식·무성 생식

생물이 자신과 닮은 자손을 만드는 것을 생식이라고 하며, 생물은 생식을 통해 종족을 유지한다. 암수 생식세포의 결합 없이 새로운 개체를 형성하는 방법을 무성 생식이라 하고, 이 경우 모체와 유전적으로 같은 자손이 만들어진다. 유성 생식은 암수가 각각 생식세포를 만들고, 이 생식세포가 결합하여 자손을 만드는 생식 방법이다.

숙주(중간숙주·종숙주)

생물이 기생하는 대상으로 삼는 생물로 숙주가 특정한 종일 때도 있고 기생충에서처럼 발생 단계에 따라 다른 숙주를 필요로 하는 것도 있다. 이 경우 유생이 기생하는 숙주를 중간숙주, 성체가 기생하는 숙주를 종숙주라고 한다.

138

위에 손을 얹었다."

그다음 날 남은 모기를 해부해 본 결과 더 큰 오오시스트가 위벽에 붙어 있었다. 즉 오오시스트는 살아 있을 뿐 아니라 자라나고 있었다. 로스는 이 발견을 권위 있는 학술지인 《영국의학잡지(*British Medical Journal*)》에 실었다.

하지만 로스가 말라리아의 모기 내 생활사를 다 밝혀내기까지는 시간이 더 필요했다. 그는 모기가 사람의 피를 빨 때 말라리아가 들어오는 대신 "모기가 물에 알을 낳고, 사람은 그 물을 마실 때 감염된다"는 스승 맨슨의 가설을 신봉하고 있었다. 그래서 로스는 자신이 본 오오시스트가 감염원이라고 생각했고, 자원자들에게 모기가 들어 있는 물을 마시게 하는 등의 엽기적인 일들을 벌이기도 했다. 그즈음 영국 정부는 그를 캘커타로 발령을 내는데, 캘커타에는 말라리아 환자가 거의 없었기에 모기 연구를 더 이상 할 수 없었다. 할 수 없이 로스는 같은 종류의 조류 말라리아를 연구하기 시작했고, 11개월이 지난 1898년 7월 4일, 모기의 침샘에서 포자소체—비록 조류의 말라리아이기는 하지만—를 발견할 수 있었다. 즉 말라리아는 물을 마셔서가 아니라 모기에 물려서 걸리는 병이었다.

🦠 인내심이 중요한 이유

로스의 발견 이후 이탈리아 의사 조반니 그라시(Giovanni Grassi)는 인간 말라리아의 생활사를 완전히 규명하는 데 성공했다. 원래 노벨상 선정 위원회는 로스와 그라시에게 공동으로 노벨상을 줄 생각이었다. 먼저 성공하기는 했지만 로스는 어디까지나 새의 말라리아를 가지고 연구한 것이지 않은가? 하지만 로스가 사람의 혈액에서 비롯된 말라리아의 오오시스트를 관찰한 최초의 학자인 것은 분명한 사실이고, 그라시는 로스의 발견에서 힌트를 얻어 연구를 한 것인 만큼 상이 로스에게 돌아가야 한다는 주장이 더 설득력이 있었다. 그렇다면 로스에게 이 일을 하게 한 맨슨도 상을 받을 자격이 있지 않을까? 맨슨의 가설이 정확한 것이었다면 그럴 수도 있겠지만, 맨슨의 가설은 명백히 틀린 것이었기에 노벨상의 영광은 로스에게 돌아갔다. "모기의 어느 쪽이 머리고 어느 쪽이 꼬리인지도 제대로 구분하지 못했다"는 평을 들었던 로스. 하지만 그는 불굴의 인내심으로 노벨상 수상대에 섰다. 과학에서 인내심이 중요한 이유다.

더 읽어야 할 책

『미생물 사냥꾼』, 폴 드 크루이프 저, 이미리나 역, 반니, 2017년

『열대병과 소외열대병』, 임한종·엄기선 저, 자유아카데미, 2016년

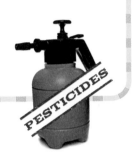

350번의 시도 끝에 세상에 나온 살충제

파울 뮐러와 DDT

철전팔기(七顚八起)라는 사자성어가 있다. 7번 넘어져도 8번 일어난다는 뜻으로, 실패에도 굴하지 않고 자신의 뜻을 관철시킨 사람에게 이런 칭호가 붙는다. 그런데 100번 넘어졌다 101번 일어나는 이가 있다면 어떨까? 이 정도면 101번째 또 넘어져 결국 완주를 못한다 하더라도, 그 의지만으로도 충분히 칭찬받을 수 있으리라. 만일 349번 실패하고 350번째 드디어 성공을 거둔 사람이 있다면? 아마도 "그런 사람이 설마 있겠느냐"라든지 "장난도 너무 심하면 확 안 읽어 버린다" 같은 반응이 나올 것 같다. 하지만 그런 사람이 진짜로 있다. 파울 뮐러(Paul Hermann Müller, 1899~1965)라는 분으로, 이런 대단한 분을 책 중간에 숨겨 놓는 이유는 이분의 일생을 알고 나면 100전

101기 정도는 우습게 볼까 봐 걱정돼서다.

🐟 고교 중퇴자, 박사가 되다

파울 뮐러는 19세기가 시작되기 1년 전인 1899년 1월, 스위스의 올 텐이라는 곳에서 태어났다. 뮐러의 아버지는 철도회사 직원이었다. 그 러다 보면 기차 같은 것에 관심을 갖게 마련이지만, 뮐러는 좀 달랐다. 그는 실험을 너무 좋아한 나머지 집에 조그만 실험실을 꾸며놓고 사진 현상에 쓰는 판을 만들거나 라디오를 조립하는 일을 했다. 당연히 성 적은 나빠졌다. 어머니는 속이 상해 야단을 쳤지만, 뮐러는 도대체 학 교 공부에 관심을 보이지 않았다. 철이 들면 나아지려나 했던 기대는 물거품이 됐다. 1916년, 그러니까 뮐러가 만 17세가 됐을 무렵 학교를 아예 그만둬 버렸으니까. 제1차 세계대전으로 인해 분위기가 어수선해 진 것을 기회로 삼았던 게 아닌가 싶다.

학교를 그만두는 데는 두 가지 유형이 있다. 하나는 '정말 하고 싶은 게 있어서'이고, 다른 하나는 그냥 학교가 싫어서 꿈 핑계를 대는 것이 다. 이 둘을 구별하는 방법은 간단하다. 그 뒤 그가 어떤 선택을 하는 지 지켜보는 것. 뮐러는 당연히 전자였는데, 이건 그가 드레피스라는 회사에 실험실 보조로 들어간 것으로 증명된다. 이듬해 그는 '론자'라 는 회사로 옮기는데, 거기서 다시 1년을 일한 뒤 뮐러는 학교로 돌아 간다. 막상 일을 해 보니까 '학교에서 가르치는 것들이 정말 필요한 것

142

이었구나'라는 깨달음을 얻었던 것일까? 아니면 일을 하는 데 있어서 학위가 없으면 안 되겠다 싶었을까? 그건 알 수 없지만, 고등학교를 졸업한 뒤 바로 대학에 진학해 화학을 전공한 걸 보면 아무래도 전자가 아니었을까 싶다. 누가 시켜서 배우는 게 아니라 자신이 필요해서 하는 공부, 이것이야말로 진짜 공부고, 이 경우 학생은 정말 열심히 공부하게 마련이다. 고등학교도 그만두려 했던 뮐러는 최우등으로 대학을 졸업했고, 심지어 박사 학위까지 받는다. 그가 했던 화학 공부와 박사학위 주제였던 '크실리딘이라는 물질의 화학적 및 전자화학적 산화'는 뮐러에게 노벨상을 위한 이론적 지식을 제공해 줬다.

🦠 좋은 살충제의 조건

26세가 된 뮐러는 가이기사라고, 훗날 노바티스라는 유명한 제약회사가 될 회사에 취직한다. 그가 처음 한 일은 염료를 만드는 것이었지만, 그 일을 10년쯤 하다가 살충제를 만드는 일에 본격적으로 뛰어든다. 뮐러에 의하면 자신은 살충제를 만드는 게 꿈이었다고 했다. "제가 대학에서 식물학을 부전공으로 한 것도 다 식물을 좋아했기 때문이에요." 그가 이렇게 된 건 방황의 시기에 겪은 두 가지 사건이 영향을 미쳤던 것 같다. 제1차 세계대전 때문에 스위스 전체가 식량난을 겪었다는 것과, 그 시절 러시아에서 티푸스라는 병이 유행해 많은 이가 죽은 사건이었다. 티푸스는 리케차라는, 세균과 비슷한 병원체에 의해 발생하며, 흡혈성 곤충에 달라붙어 있다가 곤충이 사람의 피를 빨 때 전파된다. 다시 말해서 좋은 살충제만 있었다면 티푸스를 막을 수 있었다. 하지만 제대로 된 살충제가 없다 보니 사람뿐 아니라 뮐러가 사랑하는 식물들도 피해를 입어야 했다. 뮐러는 정말 제대로 된 살충제를 만들겠다고 결심하고 살충제 합성에 돌입한다.

특이한 점은 뮐러가 혼자 일하는 것을 좋아했다는 사실이다. 고등학교 시절에도 혼자 자기 집 실험실에 틀어박혀 몇 시간씩 일을 했던 뮐러는 회사에 들어간 뒤에도 그 기질을 유지했다. 연구는 원래 지루한 일이다. 화합물을 섞은 뒤 반응이 일어날 때까지 몇 시간을 기다려야 하니, 말벗이 있으면 도움이 된다. 게다가 실험에 필요한 장비를 챙겨 주고 설거지도 해 줄 조수도 있어야 한다. 그런데 뮐러는 조수를 마다하고 늘 혼자 일을 했기에, 사람들은 그를 가리켜 '외로운 늑대'라고 불렀다. 오죽하면 그의 딸이 이런 말을 했겠는가.

"아버지는 한번 일을 시작하면 어찌나 몰입하는지, 시야를 완벽히 차단하는 장막을 쓰고 있는 것 같았어요."

이 외로운 늑대가 생각한 좋은 살충제의 조건은 다음과 같았다. 첫째, 효과가 좋고, 둘째, 신속하게 벌레를 죽이고, 셋째, 사람이나 식물에는 전혀 해가 없어야 한다. 넷째, 사용 시 자극이 없고 냄새도 없어야 한다. 다섯째, 웬만한 곤충은 다 죽일 수 있어야 한다. 여섯째, 한번 뿌리면 오랫동안 지속적으로 곤충을 죽여야 한다. 일곱째, 값이 싸야 한다. 이런 것들이야 살충제에 관심이 있다면 누구나 생각한 것들이지만, 뮐러가 보통 사람과 달랐던 건 수많은 실패를 거듭한 끝에 이 모든

144

조건을 충족하는 살충제를 기어이 만들어 냈다는 점이었다.

🐭 DDT를 만들다

밀러는 살충제 하나를 만들면 커다란 유리상자에 뿌린 뒤 집파리를 넣고 얼마나 오래 사는지를 관찰했다. 밀러는 이런 과정을 무려 5년 동안 반복했는데, 화합물 하나를 합성하는 데 평균 4일 정도가 걸렸다고 하니 대충 계산해도 300번이 넘게 실패를 한 셈이다. 그렇다고 그가 아무 화합물이나 막 섞은 건 아니었다. 그는 다른 사람들이 했던 연구를 면밀히 조사한 뒤 '이렇게 해 보면 될 것 같아!'라는 기대감으로 화합물을 만들었다. 모든 게 실패로 돌아가자 밀러는 자신이 몸담은 가이기사에서 만든 나방약을 가지고 연구를 시작했다. 그 과정에서 밀러는 탄소(C)에 염소(Cl) 하나와 두 개의 수소(H)원자가 결합된, 소위 클로로메틸기를 가진 화합물이 살충제의 가능성이 있다는 것을 알아낸다.

그러던 어느 날, 밀러는 1934년 발표된 논문을 읽다가 아이디어를 얻는다. 그 논문의 제목은 「디페닐-트리클로로에탄(diphenyl-trichloroethane)」이었는데, 앞부분은 페닐기가 두 개라는 뜻이고, 뒷부분은 클로로에틸기가 세 개 있다는 뜻이다. 여기서 클로로에틸은 클로로메틸에 탄소가 하나 더 붙은 것을 말한다. 이 화합물에 뭔가 있겠다 싶었던 밀러는 여기다 염소 두 개를 더 붙여 다음과 같은 화합물을 만든다. 디클로로-디페닐-트리클로로에탄(dichloro-diphenyl-trichloroethane, DDT)이라고, 이게 바로 그에게 노벨상을 받게 해 준 DDT다. 남이 해 놓은 것에 염소 두 개 붙인 게 뭐 그리 대단하냐 하겠지만, 원소 하나만 바뀌어도 그 효과가 천양지차가 나는 게 바로 과학의 세계이고, 원소를 교체하는 방법에는 수십, 수백 가지가 있다는 것을 명심하자. 정말로 억울한 사람은 오트마 자이들러(Othmar Zeidler)였다. 1870년대 오스트리아의 대학원생이었던 그는 뮐러보다 먼저 DDT를 만들었지만, DDT의 위력을 알지 못한 나머지 이 위대한 살충제를 그냥 떠나보내고 말았다. 물론 뮐러는 이 사실을 전혀 모른 채 DDT 합성에 성공했지만, 자이들러로서는 저승에서 뮐러를 만나면 멱살 정도는 잡을 수도 있겠다.

자신의 350번째 화합물인 DDT가 뿌려진 유리상자에 집파리를 넣으면서 뮐러는 어떤 생각을 했을까? 그건 알 수 없지만, DDT가 실패로 돌아갔다면 뮐러는 바로 351번째 화합물을 만들려고 자료를 뒤졌을 것 같다. 하지만 뮐러 역시 인간인지라 유리상자에 들어간 집파리가 아무 일 없는 듯 날아다니는 것을 봤을 때, 한숨을 내쉬었다고 한다. 그런데 잠시 뒤 유리상자를 본 뮐러는 깜짝 놀란다. 파리들이 모두 바닥에 큰 대(大) 자로 널브러져 있는 게 아닌가? 혹시나 싶어서 파리를 넣고 또 넣어 봤지만 결과는 똑같았다. 심지어 유리상자를 깨끗이 씻고 난 뒤 파리를 넣어 봤지만 파리는 벽에 부딪히기만 해도 그냥 죽었다. 그 상자를 또 쓰기 위해서는 한 달 이상 공기 중에 말려야 할 정도였다니 이것이야말로 뮐러가 그토록 찾던 살충제였다.

물론 집파리를 죽였다고 해서 살충제의 조건을 갖춘 건 아니었다.

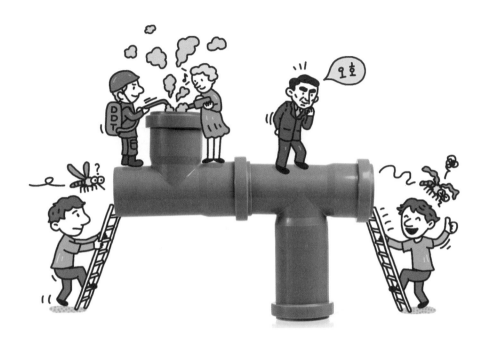

다른 곤충도 이렇게 잘 죽일 수 있어야 DDT가 최고의 살충제가 될 수 있었다. 수많은 곤충이 뮐러의 실험실로 끌려온 뒤 목숨을 잃었다. 가능성을 본 가이기사는 당장 DDT의 특허를 얻었고, 1942년 역사적인 판매를 시작했다. DDT는 그해 스위스의 감자 농사를 풍작으로 만들었고, 군인들에게 유행하던 '이'를 없애 줬다. 그때는 제2차 세계대전이 한창이었는데, '이'를 비롯해서 곤충을 통해 전파되는 각종 질병으로 골머리를 앓던 미국은 아예 군인들의 몸에 직접 DDT를 뿌려 댔다. 비단 전쟁터가 아니더라도 전 세계는 새로 만들어진 강력한 살충제에 열광했다. 공중에서, 아니면 길거리에서 DDT가 하얗게 분사되는 광경은 그 당시 어디를 가도 볼 수 있는 흔한 풍경이었다. DDT는 티푸스를 비롯해 곤충에 의해 전파되는 수많은 병을 없애 줬지만, 그중 가장 효과를 본 건 모기를 통해 전파되는 말라리아였다. 말라리아가 유행하던 많은 나라들은 DDT 덕분에 말라리아로 인한 사망자가 거의 발생하지 않는 기적을 목격했는데, 훗날 학자들은 DDT로 인해 목숨을 구한 사람이 2,100만이라고 추산했다. 1948년 노벨상 선정 위원회는 뮐러에게 노벨 생리의학상을 수상했다.

🦠 DDT의 슬픈 운명

생물체의 세포막에는 나트륨 채널이라는 게 있는데, 이 통로가 닫혔다 열렸다 하면서 신경전도가 이루어진다. DDT는 곤충의 나트륨 채널과 결합해 나트륨 채널이 항상 열려 있게 만들어 곤충으로 하여금 신경전도를 못하게 하고, 마비를 일으킨다. 사람을 비롯한 포유류는 나트륨 채널의 구조가 곤충의 그것과 다른 데다, DDT가 낮은 온도에서 반응을 하는지라 온혈동물인 사람에게는 그다지 큰 해가 없었다. 미군이 병사들의 옷 안으로 DDT를 뿌려 댈 수 있는 비결이었다.

하지만 1962년 레이첼 카슨(Rachel Carson)은 그의 명저 『침묵의 봄(Slient Spring)』에서 DDT에 대해 맹공격을 퍼붓는다. 봄이 와도 새가 울지 않는 것은 DDT로 인해 새가 다 죽었기 때문이며, 사람한테도 DDT는 암을 일으킨다는 내용이었다. 이 책에 감명을 받은 사람들에 의해 환경운동이 태동하는데, 신나게 DDT를 뿌려 대던 미국은 이들의 주장에

화들짝 놀랐고, 그로부터 몇 년 뒤 DDT 사용을 금지해 버린다. 다른 나라들 또한 미국의 뒤를 따랐다. 못사는 나라들은 여기에 동의하지 않았지만, DDT를 만들 방법이 없었으니 어쩔 수 없었다. 멸종 위기에 처했던 말라리아는 기사회생했고, 그로 인해 죽는 이의 숫자는 곧 예전 수준으로 회복됐다.

뮐러가 이 광경을 보지 않은 채 세상을 떠난 건 다행이지만, 그래도 아쉬움은 남는다. 훗날 연구에서도 DDT가 사람한테서 암을 일으킨다는 건 증명된 적이 없으니까. DDT가 먹이사슬을 따라 여러 동물에게 축적되는 건 맞지만, 이것도 DDT를 남용하지 않고 적절히 사용한다면 최소화시킬 수 있었던 건 아닐까? DDT를 못 쓰게 됨으로써 피해를 본 곳이 말라리아 등이 유행한 후진국이라는 점에서 일방적인 사용 금지는 두고두고 아쉽다. 2006년 세계보건기구는 "DDT만 한 살충제는 없다"는 사실을 인정했고, 제한적이나마 DDT를 허용해 줬으니, 이제야말로 뮐러는 저승에서 자이들러와 사이좋게 지낼 수 있지 않을까?

더 읽어야 할 책

『빈대는 어떻게 침대와 세상을 정복했는가』, 브룩 보렐 저, 김정혜 역, 위즈덤하우스, 2016년

『하리하라의 과학고전 카페 1·2』, 이은희 저, 글항아리, 2008년

돼지 간이
범인이다

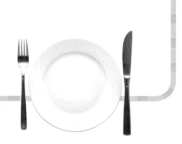

엄기선과 아시아조충

🧫 10억 개의 세균을 마신 학자

배리 마셜(Barry Marshall)은 위염 환자들의 위에서 나선형의 세균이 헤엄치고 있다는 것을 알아냈다. 마셜은 훗날 헬리코박터균으로 명명한 이 세균이 위염의 원인이라고 확신했지만, 한 가지 문제가 있었다. 위염 환자들이 우연하게도 헬리코박터 균을 가지고 있었을 뿐, 이세균이 위염과 아무런 관계도 없을 확률도 있으니 말이다. 세균학의아버지로 불리는 로베르트 코흐는 그래서 "어떤 미생물을 특정 질병의 원인이라고 우기려면 네 가지 원칙을 충족시켜야 한다"고 했는데, 그중 네 번째 원칙은 다음과 같았다.

"실험적으로 감염시킨 동물에서 그 미생물을 다시 분리하고 그것을 배양할 수 있다."

안타깝게도 헬리코박터균은 사람 이외에서 발견된 적이 없었다. 마셜은 그 균을 새끼돼지에게 먹여 보려고 사투를 벌이기도 했지만, 결국 실패한 뒤 최후의 방법을 쓴다. 10억 개의 세균을 모조리 마셔 버린 것이다. 그로부터 사흘째, 마셜은 가슴이 아파서 잠을 깼고, 5일째에는 속이 메스꺼워 화장실에서 구토를 했다. 입냄새도 심해졌다. 위염에 걸린 것이었다. 내시경으로 확인한 결과 그의 위점막에는 나선형 세균들이 둥둥 떠다녔다. 이로써 마셜은 코흐의 네 번째 원칙을 충족시켰고, 2005년 노벨 생리의학상 수상자가 됐다.

마셜의 사례는 충분히 감동적이지만, 과학계에는 자기 몸을 바쳐 가며 연구에 몰두한 학자들이 의외로 많다. 황열이라는 바이러스질환의 감염 경로를 모르던 시절, 제시 러지어(Jesse Lazear)라는 학자는 모기가 황열을 옮긴다는 것을 증명하기 위해 일부러 모기에 물렸고, 결국 황열에 걸려 죽음으로써 자신의 가설이 맞다는 것을 확인했다. 특히 기생충학에서는 이런 게 전통인데, 다른 미생물과 달리 기생충은 사람한테서만 어른이 되는 경우가 많기 때문이다. 그러다 보니 회충알이 우글거리는 흙에서 자란 딸기를 먹고 회충의 감염경로를 알아낸 학자도 있고, 팔에 십이지장충이 들어 있는 용액을 쏟은 다음 "십이지장충은 피부를 통해 감염되는구나!"를 깨달은 학자도 있다. 하지만 다음 소개할 분은 꼭 기억을 해 줘야 하는데, 그 노력이 위에 적은 분들과 비교가 안 될뿐더러, 그분이 우리나라 학자이기 때문이다.

🪱 기다란 기생충

촌충은 조충이라고도 하며, 촌충이라는 이름처럼 몸이 여러 개의 마디로 되어 있는 기다란 기생충이다. 촌충에는 몇 종류가 있지만 촌충의 대표 격인 기생충이 바로 태니아다. 태니아는 사람의 작은창자에 기생하며, 몇 미터까지 자란다. 4미터도 넘는 것이 어떻게 작은창자에 기생할 수 있을지 신기하지만, 몸을 여러 번 접고 숨어 있는지라 내시경 같은 걸 해도 발견이 안 될 수가 있다. 그래도 길이가 길어 사람들이 징그러워하지만, 막상 사람 몸 안에 있을 때 증상은 특별할 게 없다. 이건 어디까지나 그 존재를 몰랐을 때 그렇다는 이야기고, 자기 몸 안에 촌충이 있다는 걸 알면 여러 증상이 찾아온다. 괜히 배가 아프고, 허기가 진다거나 소화가 잘 안 된다는 증상을 호소한다. 이것이 몸 안에 있다는 걸 어떻게 알 수 있을까? 촌충은 몸의 일부를 끊어서 대변에 섞어서 내보내는데, 대변을 무심코 확인하다 촌충의 마디가 꿈틀대는 것을 보면 "아, 내 안에 촌충이 있구나!" 하고 생각해도 된다.

태니아에는 민촌충과 갈고리촌충, 이렇게 두 종류가 있다. 갈고리촌충은 머리에 26개의 갈고리가 있다는 게 둘 사이의 감별점이다. 지금부터 150년 전 루돌프 로이카르트(Rudolf Leuckart)라는 학자는 인체실험을 통해 쇠고기를 덜 익혀 먹으면 민촌충에 걸리고, 돼지고기를 덜 익혀 먹으면 갈고리촌충에 걸린다는 것을 밝혔는데, 그 이후 이것은 범접할 수 없는 진리로 받아들여졌다. 하지만 이상한 조짐이 곳곳에서 나타났다. 민촌충이 발견된 사람에게 "쇠고기를 날로 먹은 적이 있냐"고 물었더니 아니라고 펄쩍 뛰는 일이 많았던 것. 1960, 1970년대만 해도 쇠고기를 구경하는 것도 어려웠으니, 쇠고기를 먹었냐는 질문이 황당했을 것이다. 1965년 발표된 논문에 의하면 제주도의 환자들에게서 327마리의 태니아를 꺼냈는데, 그중 87퍼센트가 소를 먹고 걸리는 민촌충이었다. 이는 우리나라만의 일은 아니어서, 다른 아시아 국가들에서도 비슷한 일이 보고됐다. 쇠고기 근처에도 가 보지 않은 사람이 몇 미터짜리 민촌충을 배출하고는 했으니까. 신기한 것은 이런 의문이 있었음에도 아무도 여기에 대한 연구를 할 생각을 하지 않았다는 점이었다.

자기 몸을 실험 도구로 삼다

충북대학교 엄기선 교수는 다른 기생충 연구차 경상북도 금릉군 구성면에 내려갔다. 그 지역은 집집마다 돼지를 기르고 있었는데, 엄기선 교수가 점심을 먹던 식당도 돼지고기로 조리한 음식이 주였다. 당연히 그곳 주민들은 태니아에 걸려 있었다. 참고로 갈고리촌충과 민촌충은 알이 똑같이 생겨서 알만 봐서는 이게 어떤 태니아의 알인지 알 수 없고, 확인을 위해서는 반드시 충체를 꺼내 봐야 했다. 돼지를 즐겨 먹는다면 틀림없이 갈고리촌충이 있을 것이라고 생각했지만, 막상 꺼낸 기생충은 항상 민촌충이었다. 당연한 이야기이지만 그분들은 쇠고기를 먹은 적이 거의 없었다. 엄기선 교수는 여기에 의문을 가졌고, 그곳 사람들이 평소에 뭘 먹는지를 유심히 관찰했다. 주민들은 돼지고기와 더불어 돼지의 내장과 간을 날로 먹고 있었다.

돼지 간에 답이 있다고 생각한 엄기선 교수는 1991년 청주에 있는 도축장을 찾아가 그곳에서 돼지를 좀 관찰하게 해 달라고 한다. 도축장은 돼지나 소를 상시적으로 잡는 곳으로 하루에 수백 마리의 돼지가 그곳에서 도축된다. 거기서 돼지를 잡는 사람들을 조선 시대에는 백정이라고 불렀다. 지금은 그렇게 부르는 사람은 없지만, 돼지를 잡는 일이 사회적으로 높은 평가를 받는 직업은 아니다. 그러다 보니 도축장에서 일하는 분들은 외부 사람에게 별반 친절하지는 않다. 게다가 엄기선 교수가 이 일을 하는 목적은 돼지에 기생충이 있다는 것을 증명하고자 함인데, 이 사실이 뉴스로 나간다면 가장 타격을 받을 곳이 바로 도축장이다. 여기에 한 가지 더 난관이 있다면, 태니아의 유충을 육안으로 발견하는 게 그리 쉽지 않다는 점이다. 기껏해야 1~2밀리미터 정도에 불과한 데다 색깔도 흰색이라 간에 있는 지방과 잘 구별이 되지 않았다. 이런 상황에서 2만 5,358마리의 돼지 간을 봤다는 건 보통의 노력으로 되는 일은 아니었다.

하지만 연구에서 가장 힘든 건, 이렇게 노력을 했음에도 기대한 결과가 나온다는 장담을 할 수 없다는 점이다. 다행히 엄기선 교수의 연구는 나름의 결실을 맺었다. 2만 5천여 마리의 돼지 중 간에 태니아의 유충이 있는 것이 1퍼센트에 해당되는 256마리였다. 이게 다가 아니었다. 배리 마셜이 그랬던 것처럼, 이제 그 유충을 누군가가 먹어서 어른으로 키우는 과제가 남아 있었다. 그래야만 "돼지 간을 통해서 전파되는 민촌충이 있다"는 가설을 증명할 수 있었으니까. 일단 발견된 유충 중 살아 있는 것을 골라야 했다. 태니아의 유충은 돼지 몸 안에서 몇 년 살지 못하고 죽어 버리는지라, 엄기선 교수가 고른 유충 대부분은 이미 죽은 상태였고, 살아 있는 유충은 단 세 마리뿐이었다. 이걸 누가 먹어야 할까? 사람한테서만 성충이 되는 거라 다른 선택의 여지는 없었다. 엄기선 교수는 그 세 마리를 자신이 먹었다. 대부분의 태니아는 증상이 없지만, 자신이 태니아에 걸린 걸 알았던 그는 배가 아프고 구역질이 나는 등의 증상을 겪어야 했다.

🦠 제3의 태니아

태니아가 어른이 되기에 충분한 두 달 반이 지났다. 엄기선 교수는 구충제를 먹은 뒤 설사제를 먹었다. 잠시 뒤 변의가 느껴졌다. 화장실에 간 엄기선 교수는 가져간 바가지에 변을 받았다. 3미터가 넘는 기생충이 널브러져 있었다. 이제 할 일은 이것의 정체를 확인하는 것이었다. 보통 중간숙주가 다르면 기생충도 다르기 마련. 소고기를 먹고 걸리는 것이 민촌충이라면, 돼지 간을 먹어서 걸리는 기생충은 민촌충과 비슷하게 생겼을지언정 다른 태니아일 확률이 높았다. 그러기 위해서는 민촌충과 다른 점이 있어야 했는데, 육안으로 보기에는 별 차이점이 없었다. 엄기선 교수는 발견한 기생충을 전자현미경으로 찍었다. 그제야 몇 가지 차이점이 드러났다. 머리 부분에 왕관 비슷한 구조물이 있고, 자궁에서 나온 가지의 개수가 민촌충에 비해 더 많았다. 결정적인 단서는 DNA에서 나왔다. 이 기생충의 DNA를 뽑아 분석해 보니 민촌충과는 확연히 구별됐다.

"이건 민촌충도, 갈고리촌충도 아닌, 제3의 태니아야."

이제 이름을 뭐라고 붙여야 할지가 남았다. 자신의 이름을 붙이는 기생충학계의 관행을 따른다면 '엄촌충'이라고 불러야겠지만, 여러 교수한테 자문을 구한 결과 이 기생충의 이름은 아시아조충이 됐다. 우리나라뿐 아니라 다른 아시아 국가들에도 이 기생충이 있으니, 그게 타당해 보였다. 결국 태니아는 세 종이 됐다. 이 연구가 발표된 후 중국, 필리핀, 대만, 베트남 등 돼지 간을 날로 먹는 나라들은 그들이 민촌충으로 알았던 것들이 다 아시아조충임을 알게 됐다. 많은 과학자들이 오래된 의문을 풀어 준 엄기선 교수에게 축하를 보냈지만, 모두가 그런 건 아니었다. 태니아의 대가로 군림해 온 대만의 판펑친(Fan Ping Chin) 교수는 엄기선 교수의 발견이 그리 유쾌하지 않았다. 그도 그럴 것이 자신도 돼지 간을 조사하다가 태니아의 유충 비슷한 하얀 물체를 발견한 적이 있어서였다. 판펑친 교수의 문제는 그걸 성충으로 키우지 않았고, 새로운 종으로 만들려는 노력도 하지 않았다는 점이었다. 엄기선 교수가 아시아조충을 신종으로 등록하자 판펑친 교수는 "새로운 태니아를 인정할 수 없다"며 펄펄 뛰었다. 하지만 학문에 있어서 진리는 나이순이 아니었다. DNA 연구를 통해 완전히 다른 종임이 증명된 마당에 뭘 어쩌겠는가.

156

🐛 아시아조충 발견 그 후

대만을 제외한 모든 나라의 기생충학 교과서에는 "태니아에는 세종이 있으며, 민촌충과 갈고리촌충, 그리고 아시아조충이 있다"라고 기술돼 있다. 엄기선 교수는 그 이후에도 태니아에 대한 연구를 열심히 해 세계적인 대가가 됐고, 전 세계에서 열리는 태니아 관련 세미나가 열릴 때마다 늘 초청받는다. 그는 2003년, 촌충 연구의 공로를 인정받아 세계적 권위의 인명사전인 『세계 과학·공학 인명사전(*Who's who in Science & Engineering*)』 2003~2004년판에 이름을 올렸다.

더 읽어야 할 책

『기생충학 리포트: 중랑천에서 빅토리아 호 코메 섬까지』, 임한종 저, 한비미디어, 2013년

『서민의 기생충 열전』, 서민 저, 을유문화사, 2013년

『매드 사이언스 북』, 레토 슈나이더 저, 이정모 역, 뿌리와이파리, 2008년

로널드 로스
인내심이 가져다준 행운

기생충학을 전공해서 노벨상을 탄 세 명의 과학자가 있습니다. 이들은 모두 말라리아로 노벨상을 탔습니다. 혈액에서 말라리아 병원체를 발견한 라브랑과 아르테미시닌이라는 말라리아 약제를 찾아낸 투유유, 마지막으로 말라리아를 전파하는 매개체, 즉 벡터가 모기라는 것을 증명한 로널드 로스입니다. 이 책에 소개된, DDT라는 살충제를 발명한 파울 뮐러도 노벨상을 수상했는데요, 이유인즉슨 DDT로 인해 모기의 개체 수가 급감해 말라리아로 죽는 이가 크게 줄었기 때문입니다. 그만큼 말라리아가 중요한 질환이라는 뜻이겠지요. 해마다 말라리아로 죽는 사람의 수는 수백만 명에 달했습니다. 투유유가 개발한 약 덕분에 60만 명으로 줄어들긴 했지만 여전히 말라리아는 인류를 위협하는 무서운 병원체 중 하나입니다.

지금은 말라리아 연구가 미국에서 더 활발하지만, 19세기 후반에는 프랑스와 영국 등 아프리카에 식민지를 가진 나라들의 연구가 많았습니다. 특히 전 세계에 걸쳐 식민지를 거느렸던 영국에서 열대의학이 발달했습니다. 이 책에서 한 자리를 차지한 영국의 로스도 스승의 명을 받고 인도로 가서 말라리아 벡터가 무엇인지 연구했지요.

벡터를 찾아내는 게 중요한 이유는 벡터를 알아야 우리가 말라리아를 어떻게 피할지, 어떻게 하면 박멸할 수 있을지 방법을 알 수 있기 때문입니다. 그런 면에서 로스의 업적은 매우 중요한 의미가 있습니다. 물론 이건 결코 쉬운 과정이 아니었어요. 말라리아의 알에 해당되는 오오시스트가 어떻게 생겼는지도 알지 못했고, 또 모기 몸속에 있는 온갖 잡스러운 것들이 기생충과 비슷하게 생긴 게 많다보니 현미경을 들여다보는 일이 굉장히 짜증났을 겁니다. 하지만 로스는 묵묵히 모기를 봤고, 그 열매는 달았습니다. 과학에 있어서 인내심이 얼마나 중요한지를 로스는 잘 보여 주고 있지요.

하지만 과학자에게 필요한 게 한 가지 더 있습니다. 말라리아가 해마다 60만 명의 아이들을 죽임에도 불구하고 우리가 이 기생충에 대해 별 관심이 없는 이유는 사망자의 90퍼센트 이상이 아프리카에서 발생하기 때문입니다. 그럼에도 미국에서 말라리아 연구가 한창이라는 사실은 꽤 희망적입니다. 세계적인 부자 빌 게이츠도 말라리아 백신을 빨리 만들라며 매년 1조 원 이상의 연구비를 내놓고 있습니다. 이들의 마음은 아마도 이런 것일 겁니다. "우리나라에는 없지만 이 세상에는 이 병으로 죽는 사람이 많다. 누군가는 반드시 이 병을 연구해야 한다." 지금 우리가 OECD 평균을 훨씬 넘게 장수할 수 있는 것도 이렇듯 타인에게 애정을 가진 과학자들이 열심히 연구한 덕분이 아닐까요? 그래서 말씀드립니다. 과학자에게 필요한 것은 인간에 대한 사랑이라고요.

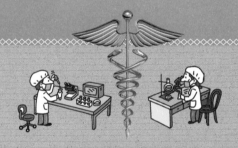

4장

의료·연구 기술을
발견하다

질병을 미리 진단하다

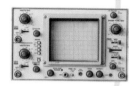

♆ MRI를 의학에 활용한 레이먼드 다마디안

    지인이 머리가 아프다고 하면 우리는 이렇게 답한다. "MRI 한번 찍어 봐." 허리가 아파도, 근육이 파열된 것 같아도 우리는 MRI(magnetic resonance imaging, 자기공명영상법)를 생각한다. 하지만 MRI의 진정한 위력은 암을 진단할 때 더 잘 발휘된다. 과거에는 증상이 나타나기 전까지 몸속에 암이 있는지의 여부를 알 방법이 없었지만, MRI가 대중화된 지금은 암이 어디에 있든, 크기가 얼마나 작든 간에 쉽게 진단할 수 있다. 이렇게 우리 삶과 떼려야 뗄 수 없는 관계가 된 MRI는 대체 누가 만든 것일까? 흔히 생각하기에는 2003년 MRI 개발에 공이 크다고 노벨 생리의학상을 받은 폴 라우터버(Paul Lauterbur)와 피터 맨스필드(Peter Mansfield)를 생각하겠지만,

MRI를 만드는 데 결정적인 공을 세운 분은 바로 레이먼드 다마디안
(Raymond Vahan Damadian, 1936~)이다.

🐵 항상 뭔가를 하는 학생

다마디안의 아버지는 아르메니아인이었다. 1900년대 초반, 아르메니아인들은 터키로부터 엄청난 박해를 받고 있었는데, 제1차 세계대전이 일어난 틈을 타서 아르메니아인들은 봉기를 일으켰다. 결과는 비참했다. 뒤늦게 전열을 정비한 터키에 의해 수십만에서 200만으로 추정되는 아르메니아인이 살해당했다. 당시 17세였던 다마디안의 아버지는 이 참극을 피해 미국으로 망명했고, 뉴욕에 정착했다. 그리고 1936년, 다마디안이 태어났다. 대부분의 이민자들처럼 다마디안의 부모는 '아이가 좋은 교육을 받고 좋은 직장을 얻어서 신분 상승을 이뤄야 한다'는 생각에 빠져 있었다. 그 결과 다마디안은 어린아이라면 누려야 마땅한 가족의 따스함을 경험하지 못한 채 어려서부터 혹독한 교육에 시달려야 했다.

이렇게 한다고 해서 다 잘되는 건 아닐 테지만, 다마디안은 모든 면에서 탁월한 학생으로 자랐다. 바이올린을 거의 독학으로 공부해 줄리아드 음악학교에 들어갔고, 테니스를 조금 배운 뒤에는 주니어 국가대표 선발전에 나갈 정도였다. 재능도 있었겠지만, 그보다는 그가 뭐든지 열심히 노력한 덕분일 것이다. 그의 어머니는 다마디안의 어린 시절

을 이렇게 회상한다.

"다마디안은 늘 뭔가를 하느라 바빴죠. 어쩌다 의자에 앉아 있기에 쉬나 보다 했는데, 세상에, 그때도 책을 읽고 있더라고요."

부모가 보기에 다마디안이 속을 썩이는 일이라고는 그가 쉽사리 잠자리에 들지 않는다는 것뿐이었다. 다마디안은 책을 읽거나 다른 뭔가를 하느라 늦게까지 잠들지 않았다. 다시 어머니의 회상이다.

"난 아이들은 좀 자야 한다고 생각해요. 그런데 다마디안이 바쁘게 뭔가를 하는 모습을 보면 저 아이를 억지로 재우는 게 옳은지 잘 모르겠더라고요."

공부뿐 아니라 다마디안은 용돈을 벌기 위해 방학 때마다 일을 해야 했다. 담요를 세탁하는 공장에서 일하며 물에 젖은 담요를 날라야 했고, 식당에서 일하기도 했으며, 포크와 나이프 등을 판매하는 일을 할 때도 있었다. 다마디안은 이 모든 일들을 열심히 했는데, 과학자의 길이 '원하는 결과가 나올 때까지 비슷한 일을 반복하는 것'이라는 점에서 다마디안은 과학자의 자질이 충분해 보인다.

🧑 의사가 된 다마디안

당시 포드 재단은 우수한 학생을 뽑아 장학금을 주고 있었는데, 다마디안은 50 대 1의 경쟁을 뚫고 이 장학금을 획득한다. 위스콘신 대학에 입학한 다마디안은 힘든 선택을 해야 했다. 그는 평생 바이올린을 연주하며 살고 싶었지만, 장학금의 취지상 그건 불가능했다. 그렇다고 장학금을 포기하자니 가난한 집안 형편이 그의 발목을 잡았다. 할 수 없이 그는 바이올린을 포기하고 수학을 선택하는데, 수학을 공부하던 다마디안에게 '의사'의 꿈이 생겨났다. 평소 가깝게 지내던 할머니가 암으로 돌아가신 게 그 이유였다. 다마디안의 말이다.

"영원히 살 것만 같던 할머니가 갑자기 돌아가신 게 제게 큰 영향을 미쳤습니다. 암이라는 것이 얼마나 사람을 고통스럽게 하는지 그때 처음 알았지요. 그래서 저는 의사가 된 뒤 암을 연구하기로 했습니다."

다마디안은 알버트 아인슈타인 의과대학에 입학한다. "이해하지 말고 외워라"를 강요하는 의과대학의 수업은 창의적인 그에게 힘든 시간이었지만, 더 힘든 건 경제적 압박이었다. 할 수 없이 그는 과거 주니어 대표 선발까지 갔던 실력을 발판으로 다른 학생들에게 테니스를 가르쳤는데, 이 일은 돈 이외에도 그에게 뜻밖의 보상을 해 준다. 간호학을 공부하던 그의 아내를 만난 것. 다마디안이 졸업을 하자마자 둘은 결혼한다. 내과 전공의를 마친 다마디안은 다시금 선택의 기로에 선다. 병원을 열고 환자를 볼 것인가, 아니면 의학 연구를 할 것인가를. 돈을 벌려면 당연히 전자를 택해야 했지만, 다마디안은 할머니의 죽음을 떠올렸다.

"제가 의학 연구를 통해 획기적인 치료법을 알아낸다면 수백만 명의 사람을 구할 수 있지요. 하지만 개업을 하면 제게 오는 환자들만 봐야 하고, 제대로 된 치료도 못해 준 채 안타까워해야겠지요. 저는 의학 연구를 택하겠습니다."

새로운 연구 주제에 빠지다

다마디안은 워싱턴 의과대학에서 신장학 전공으로 박사 후 과정을 시작했다. 그가 연구한 주제는 나트륨 펌프였다. 신장에서는 상당량의 나트륨이 재흡수됨으로써 우리 몸의 전해질 균형이 이루어지는데, 이를 담당하는 기관을 '나트륨 펌프'라고 불렀다. 훗날 옌스 스코우(Jens Skou)가 이를 발견함으로써 노벨 화학상을 수상하는데, 다마디안도 이 나트륨 펌프를 증명하는 일에 뛰어들었다. 이에 대한 연구를 제대로 수행하기 위해 다마디안은 하버드 대학으로 자리를 옮겼다. 그곳에서 다마디안은 "전하(electric charge)를 띤 물질은 물을 끌어당기는데, 분자량이 적을수록 더 잘 끌어당긴다. 칼륨이 나트륨보다 더 물을 잘 끌어당기므로 세포는 칼륨을 선택하게 된다"는 이론을 발표하는 등 소정의 성과를 거둔다. 하지만 다마디안은 하버드 대학에서 그의 연구 생활에 결정적 전기를 맞는다. 그건 바로 에드워드 퍼셀(Edward Purcell)의 핵자기공명 강의를 들은 것이었다.

핵자기공명(nuclear magnetic resonance, NMR)이 뭔지 간단히 알아보자. 인체나 물질을 구성하는 원소 중 일부는 자기장을 걸어 주면 핵이 회전운동을 하는데, 이를 스핀이라고 한다. 모든 원소가 스핀을 갖는 건 아니다. 수소(H)는 2분의 1의 스핀을 갖는다. 탄소(C)는 스핀이 0이어서 자기장에서 반응하지 않는다. 하지만 체내 탄소의 1퍼센트는 분자량이 13인 13C로, 이는 스핀이 2분의 1이어서 자기장에서 스핀을 갖는다. 물질의 부위마다 가지고 있는 원소의 성분이 다를 테니, 일

단 에너지를 받은 원자가 다시금 평형상태로 돌아
갈 때까지 걸리는 시간 —이를 완화 시간(relaxation
time)이라고 부른다 — 이 물질의 각 부위마다 차이
가 나기 마련이다. 예컨대 1H와 13C의 농도가 다르
면 부위마다 완화시간에 차이가 나며, 이는 오실로
스코프*에 표시할 수 있다. 이런 식으로 외부에서
자기장을 걸어 물질을 분석하면 각 부위별 차이를
알 수 있는데, 이게 바로 NMR의 원리다.

퍼셀은 NMR을 발견한 공로로 1952년 노벨 물리학상을 받았다. 다
마디안은 하버드 대학에서 퍼셀로부터 양자물리학에 대한 강의를 들
으며 NMR을 알게 됐고, 거기에 흥미를 갖는다.

🐾 암 진단을 미리 할 수 있는 시대

지금은 이 기구가 의료계에서 주로 쓰이지만, 그때까지만 해도 NMR
은 물리학 분야에서만 이용됐다. 1969년 다마디안은 학회에 갔다가
해군항공부대에서 생체전도를 공부하던 프리먼 코프(Freeman Cope)
라는 학자를 만나는데, 그를 통해 피츠버그에 있는 NMR 전문회사를
소개받는다. 코프에 따르면 그 회사의 회장이 "우리 회사 기계를 얼마
든지 써도 된다"고 했다면서, 자신은 NMR을 이용해서 뇌와 신장의 나
트륨 농도를 측정한 바 있다고 했다. 지금은 칼륨을 가지고 같은 일을

하고 있지만 칼륨의 신호가 워낙 약해 나트륨과 달리 농도 재는 게 어렵다고도 말했다. 이 말을 들은 다마디안은 흑해에 사는 세균 중 체내 칼륨 농도가 아주 높은 것이 있는데, 그걸 가지고 하면 될 거라고 조언했다.

결국 다마디안과 코프는 흑해에서 구한 세균을 차에다 싣고 NMR 회사로 갔다. 코프가 그 세균을 NMR 분석기에 넣자 잠시 뒤 어떤 신호가 오실로스코프에 나타났다. 생명체를 NMR로 분석한 건 이들이 최초인데, 다마디안은 여기서 한발 더 나아가 암 진단에 NMR을 이용해 보고자 한다. 그의 가설은 다음과 같았다. "암세포는 정상세포와 다른 방법으로 증식한다. 즉 정상세포는 나트륨 펌프를 이용해 세포 내 나트륨을 몰아내고 칼륨을 들여오지만, 암세포는 이런 능력을 상실한 상태라 세포 내 칼륨 농도가 상대적으로 낮다. 이는 물 농도에도 영향을 미치고, 결과적으로 완화 시간에 차이를 주므로 NMR을 이용하면 암 진단이 가능해진다."

다마디안은 쥐를 이용해서 'NMR을 이용한 암 진단' 연구에 들어간다. 그의 예상대로 암조직은 정상조직과 크게 차이가 났다. 다마디안은 세계적인 학술지 《사이언스》에 자신의 연구 결과를 발표했다. 《사이언스》 표지에 실린 사진을 보고 사람들은 충격을 받는다. "미래에는 NMR로 암을 진단하는 날이 오겠구나!" 하지만 NMR의 용도는 암 진단에만 국한되지 않았다. 다마디안은 심장병, 뇌졸중, 신장병 등 다양한 질병의 진단에도 NMR을 이용하는 방법을 모색했다. 물론 NMR로 사람을 스캔하는 것은 그리 쉬운 일이 아니었고, 폴 라우터버가 신체 각 부위에서 반사되는 전자파를 분석해 2차원 화면으로 구성하는 방법을 개발한 덕분에, 그리고 맨스필드가 자기장에서 나오는 신호를 수학적으로 분석한 덕분에 NMR이 사람에게 적용되는 게 비로소 가능해졌다. 참고로 NMR은 '핵(nuclear)'이라는 단어가 사람들에게 좋지 않은 인상을 준다는 이유로 MRI이라는 이름으로 바뀌어 오늘에 이르고 있다.

🏵 차라리 노벨상을 거부하라

2003년 노벨상 선정 위원회는 MRI를 발명한 공로로 폴 라우터버와 맨스필드를 수상자로 선정했다. 다마디안이 여기서 제외된 사실은 당연히 논란이 됐다. 그가 《사이언스》에 발표한 논문은 MRI 역사에서 가장 많이 인용되고 있었다. 그를 제외한 이유는 NMR을 사람에게 적용시킨 건 다마디안이 아니라 라우터버와 맨스필드가 개발한 방법이라는 것이었다. 하지만 페니실린을 만든 건 에른스트 체인(Ernst Chain)과 하워드 플로리(Howard Florey)이지만 그 이론적 기초를 제공한 알렉산더 플레밍(Alexander Fleming)이 진정한 개발자로 추앙받듯이, 완화 시간 개념을 이용해 생체조직에 NMR을 적용시키는 걸 가능하게 한 다마디안이야말로 MRI 개발의 일등공신으로 인정받아야 마땅하다. 일각에서는 다마디안이 다른 둘과 달리 NMR에 대해 특허를 내 상업적 이익을 취한 것이 노벨상에서 제외된 이유라고 분석하기도 한다. 이에 대해 다마디안은 다음과 같이 서운함을 표시했다.

"내가 태어나지 않았다면 MRI가 존재할 수 있을까? 난 그렇게 생각지 않는다. 라우터버가 태어나지 않았다면? 이 경우 난 MRI가 언젠가는 만들어졌다고 생각한다."

심지어 다마디안은 그 둘에게 "나랑 같이 받지 않을 거면 차라리 노벨상을 거부하라"고 하기도 했다. 다마디안의 심경은 십분 이해하지만, 이미 노벨상은 끝나 버렸는데 어쩌겠는가? 남은 것은 우리의 몫인 것 같다. MRI를 통해서 질병을 조기에 발견한 분들은 다마디안에 대해 고마운 마음을 갖자. 그래야 다마디안이 조금이나마 평정심을 찾을 수 있지 않겠는가.

더 읽어야 할 책

『See the Unseen 현미경과 MRI』, 한국기초과학지원연구원 저, 동아사이언스, 2015년

『마음의 미래』, 미치오 카쿠 저, 박병철 역, 김영사, 2015년

회사원, 질량 분석의
편견을 깨다

⚕ 노벨상을 수상한 샐러리맨, 다나카 고이치

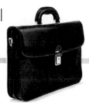

"그는 어릴 때부터 공부에 탁월한 능력을 과시했다. 당연히 그는 국내 최고의 대학에 들어갔고, 거기서도 최고의 성적으로 졸업한 뒤 미국 유학길에 오른다. 그의 박사 학위 논문은 유명 학술지에 실린다. 그는 미국에서 교수로 남아 달라는 요구를 뿌리치고 모교로 돌아와 연구에 매진하고 있으며, 5년 연속 세계가 주목할 과학자 100인에 뽑힌 바 있다."

어떤 사람이 노벨 과학상을 탈 수 있을지 물었을 때 학생들이 대답한 내용이다. 실제로 노벨 과학상 수상자들은 대부분 대학교수였고, 청색 발광다이오드(LED)를 만들어 2014년 노벨 물리학상을 수상한 일본의 과학자들도 각각 나고야 대학과 산타바바라 대학의 교수였다.

그렇게 볼 때 2002년 노벨 화학상 수상자는 정말 특이한 분이었다. 박사 학위는커녕 석사도 못 받은 '일개' 회사원이었으니 말이다.

시마즈제작소의 다나카 고이치

✉ 2002년 10월 9일, 노벨 재단 담당자

이렇게 황당할 수가 있나. 다나카라는 사람에게 "올해 노벨상 수상자로 당신이 선정됐다"는 소식을 전해 줬지만, 당사자는 전혀 기뻐하는 눈치가 아니었으니까. 내가 전화를 걸면 대부분 "오, 내게 그런 일이!" "신이여 감사합니다." "꺄악!" 등의 반응을 보였는데, 다나카란 사람은 시종 남의 일처럼 전화를 받더니 형식적으로 고맙다고 하고 전화를 끊어 버렸다! 아니 노벨상이 우스운가? 과학자라면 다들 목을 매는 이 노벨상이? 선배한테 전해들은 이야기가 있다. 1965년 리처드 파인만(Richard Feynman)이란 사람한테 노벨상 수상 소식을 전했더니 그가 "지금 자고 있는데 나중에 전화하라"며 전화를 끊어 버렸다나. 그 선배의 기분을 알 것도 같다. 이래서 노벨상 선정 기준에 '인성'도 추가해야 한다니까.

잠깐, 혹시 다나카 씨가 영어를 못해서 그러는 게 아닐까. 그러고 보면 그가 내 말을 잘 이해하지 못하는 것 같기도 했어. 동문서답도 여러 번 하고 말이야. 그래, 다시 한 번 전화를 해 보자. "여보세요? 시마즈제작소죠? 혹시 그 회사에 영어 좀 되는 사람 있나요? 좀 바꿔 주세요." 아무래도 전화를 괜히 한 것 같다. 공보 담당관이라는 작자가 한 말을 보라. "저, 우리 회사에는 '다나카'라는 이름을 가진 사람이 셋이나 있거든요. 어느 다나카를 말하는 건가요?"

뭐 이런 곳이 다 있지? 처음부터 기분이 찜찜하긴 했다. 다나카라는 사람의 직함에 '시마즈제작소'라는 회사 이름이 적혀 있었잖아. 내가 전화 건 사람은 대부분 대학교수 아니면 연구소 소장이었는데, 회사에서 일하는 샐러리맨이 노벨상을? 아무래도 노벨상 선정 위원회에 다시 연락해 봐야겠어.

✉ 2002년 10월 9일, 다나카 고이치

오늘은 일주일 중 유일하게 5시에 퇴근하는 날이다. 아내가 친척 장례식에 간다고 했으니 저녁은 라면이나 먹을까 생각하며 회사를 나가려는데, 갑자기 전화가 온다.

"15분 뒤 외국에서 아주 중요한 전화가 걸려 올 테니, 퇴근하지 말고 자리에 있으세요."

이런 젠장. 퇴근 직전에 일 시키는 게 제일 짜증나는데. 중요한 전화라고 해 봤자 "전에 주문한 거 아직도 안됐냐?"는 독촉이 고작이겠지.

조금 기다리니 정말 전화가 걸려 왔다. 설마 했는데 그는 영어로 말하고 있었다. 자랑은 아니지만 난 영어를 그다지 잘하지 못한다. 영국 지사에서 근무한 적이 있지만 그땐 실험실에 틀어박혀 실험만 한 탓에 영어가 전혀 늘지 않았다. 읽는 거야 할 수 있지만 말을 알아듣는 건 최악이다. 그의 말에서 내가 알아들을 수 있었던 건 '노벨'과 '컹그래출레이션'이었다. 후자는 축하한다는 뜻일 테고, 노벨은 뭐지? 혹시 소설(novel)? 소설책 이벤트에 당첨된 건가? 아니면 말로만 듣던 몰래 카메라? 일단 감사하다고 하고 전화를 끊었다. 진짜로 퇴근하려 하는데 또 전화가 왔다.

"×× 신문사 기자입니다. 당신네 회사 사원 중 다나카 고이치라는 분이 노벨상을 수상했다면서요?" 이건 또 무슨 소리일까? 좀 두려운 생각이 나서 "글쎄요, 저는 잘 모르겠네요"라며 전화를 끊었다. 회사 동료들이 몰려왔다. 그들은 내게 "노벨상 수상을 축하한다"고 했다. 잠시 후 기자들이 우르르 몰려와서 나를 찾았다. 안되겠다 싶어서 회사에 있는 빈방에 숨었다. 내가 노벨상을 탄 건 사실인 듯한데, 도대체 왜 탄 걸까? 아무리 생각해도 답이 떠오르지 않았다. 회사 관계자가 날 찾아냈다. 9시에 기자회견이 있으니까 준비하라고. 이런 젠장, 옷이라고는 지금 입고 있는 작업복밖에 없는데. 근데 기자회견장에서 대체 무슨 말을 해야 하나?

🎭 실험을 좋아한 학생

다나카 고이치(田中耕一, 1959~)는 도야마[富山]라고, 바다를 접한 시골마을에서 태어났다. 그는 자연 속에서 자란 경험이 과학에 대한 관심을 갖게 만들었다고 말한다. 풀과 꽃이 다양한 모습을 하고 있는 것에 놀라고, 식물이 꽃을 피우고 곤충이 꽃가루를 옮기는 정교함에 또 놀라는 과정에서 자연에 대한 호기심과 경외심이 싹텄던 것이다. 1등만 하는 천재는 아니었지만, 그는 과학 실험에 열광하는 아이로 자라난다. 비커에 물을 넣고 끓여서 수증기를 만든다든지, 붕산을 뜨거운 물로 녹인 후 온도를 낮추며 다시 결정을 만드는 실험 등은 다나카에게 충격이었다.

"실험을 하는 게 그렇게 즐거울 수가 없다. 손을 움직여서 그 결과를 직접 눈으로 확인할 수 있기 때문이다."

그는 자신의 목표를 도호쿠 대학으로 잡았다. 일본의 동북쪽의 도시 센다이[仙臺]에 위치한 대학으로, 강과 산에 둘러싸여 있으며 연구 활동도 활발하다고 정평이 난 곳이었다. 그는 열심히 공부해 그 대학 공학부에 합격하는데, 센다이로 떠나기 전날 부모님이 그를 부르셨다.

"다나카야, 내 말을 잘 듣거라. 대학 입학 수속을 하려면 호적을 떼야 하는데, 호적을 보면 어차피 알게 될 일이라 미리 말한다. 사실 우리는 네 친부모가 아니다."

다나카의 진짜 어머니는 그를 낳고 한 달도 되지 않아 세상을 떠났고, 혼자서 아이를 키우기 힘들었던 아버지는 다나카를 동생 부부에게 맡기고 집을 떠나 버렸다고 했다. 즉 다나카가 아버지로 알았던 사람은 실제로는 그의 작은아버지인 셈. 나이 스물에 알게 된 출생의 비밀은 다나카에게 충격이었지만, 바꿔 말하면 작은아버지 부부는 자신이 양자라는 사실을 눈치채지 못할 만큼 그를 친자식처럼 길러 준 게 아닌가. 일주일 간 방에만 틀어박혀 있던 다나카는 결국 마음을 추스르고 센다이로 가는 기차를 탄다.

🦊 시마즈제작소에 들어가다

도호쿠 대학 전기공학과를 졸업할 무렵 지도교수는 대학원 진학을 권했다. 하지만 다나카는 거절했다. 출생의 비밀을 알게 된 충격으로 1학년 때 유급을 한 적도 있으니, 공구 수리를 하며 살아가는 부모님께 보답하려면 어서 취직을 해서 돈을 벌어야 했다. 그는 당시 세계적 가전 업체였던 소니에 지원하지만, 아쉽게도 낙방하고 만다. 실의에 빠져 있을 무렵 교수는 그에게 시마즈제작소라는 회사를 권한다.

"교토에 있는데, CT나 MRI 같은 의료기기를 만드는 회사야. 연구 활동도 열심히 하니까 너에게 잘 맞을 거야."

실제로 시마즈제작소의 중앙연구소에서는 미래의 기술을 위한 연구가 활발히 진행 중이었다. 그는 다섯 명이 팀을 이룬 '질량분석장치 개발팀'에 배치된다.

우리 몸은 여러 물질로 구성돼 있는데, 그 물질에는 큰 게 있고 작은 게 있다. 그중 단백질이나 DNA 같은 물질을 생체 거대 분자라고 하는데, 이것들의 무게를 측정하는 것이 다나카의 임무였다. 저울에 달면 되지 않느냐고 하겠지만, 말이 '거대 분자'일 뿐 1억 분의 1그램밖에 안 되는 작은 물질을 저울로 측정하는 것은 비현실적이었다. 그래서 다나카는 다음과 같은 전략을 썼다. 측정하려는 거대 단백질을 레이저를 이용해 이온화시키는 것. 수소 원자를 붙여 전하를 띠게 만드는 걸 이온화라고 하는데, 그렇게만 된다면 무게를 재는 건 쉬웠다. 플러스(+)나 마이너스(-) 전류를 흐르게 하면 전하를 갖게 된 단백질들이 끌려 올 것이 아닌가? 이 과정에서 가벼운 단백질은 많이 움직일 것이고, 무거운 단백질은 조금밖에 움직이지 않으니 이 거리를 계산해 보면 대략적인 무게가 나올 테니까. 이론은 좋았지만 한 가지 문제가 있었다. 그 당시 상식으로는 분자량이 큰, 소위 거대 분자는 이온화가 불가능했다. 그런데 다나카가 거대 단백질의 이온화에 도전한 이유는 이런 상식을 몰랐기 때문이었다.

"저는 화학 전문가가 아니었어요. 그래서 그 당시 그런 상식이 없었습니다. 전문 지식이 없다는 결점은 때에 따라서는 강점이 될 수도 있어요. 그렇게 본다면 상식이란 것에 한번쯤 의문을 가져도 좋을 것 같네요."

🦪 위대한 실수

물론 일이 잘된 것은 아니었다. 거대 단백질의 이온화가 어렵다는 상식 역시 수많은 사람의 경험에서 비롯된 것이었으니 말이다. 여기서 우연의 힘이 작용한다. 비타민B_{12}의 질량을 이온화하려고 애쓰던 도중 늘 사용하던 아세톤 대신 글리세린*을 집어넣은 것. 망했다 싶었지만 시료를 버리기 아까워 그냥 실험을 진행했는데, 놀랍게도 비타민B_{12}가 이온화되어 버렸다. 비타민B_{12}의 분자량은 1,350을 가리키고 있었다. 물론 동

글리세린
무색 투명의 액체로 냄새가 없고 단맛이 있는 용제이다. 빵, 케이크, 카스텔라 등의 습윤제로 사용하며, 합성청주의 점조제, 과자에서 설탕의 결정석출방지제, 착향료, 착색료의 용제로 사용한다.

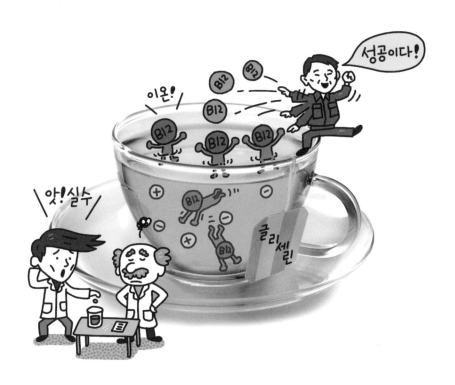

료들은 그의 말을 믿지 않았지만, 다나카는 글리세린을 이용해 다른 거대 분자들의 질량을 척척 측정했다. 뭔가 되겠다 싶었던 회사 측에서는 이 발명을 제품으로 만들어 판매하고자 했고, 그렇게 해서 '질량 분석기'라는 제품이 탄생한다.

이게 의학적으로 중요한 이유는 거대 분자의 질량을 알아야 어느 정도를 섭취해야 하는지 기준이 나오기 때문이다. 특히 비타민은 조금이라도 결핍되면 무조건 증상이 나타나기 때문에 질량 측정은 반드시 필요한 일이었다. 이토록 중요한 발명이 이루어졌으니 여기저기서 주문이 쇄도할 것으로 생각됐지만, 유감스럽게도 제품은 딱 하나가 팔리는 데 그친다. 가격이 5억 원에 달하는 데다 제약회사나 병원이 매료될 만큼 정밀한 게 아니라는 것이 그 이유였다. 결국 회사 측은 제품 판매를 중단한다.

실의에 빠진 다나카에게 평소 그를 잘 알던 교수가 연락을 한다. 그런 위대한 발명은 어서 논문으로 써야 한다는 게 그 교수의 말이었다. 그것도 영어로. 다나카는 안 쓰고 버티려고 했지만, 그 교수의 강권에 못 이겨 할 수 없이 논문을 쓴다. 이게 신의 한 수였던 것은 과학계에서 어떤 일의 기여도를 따지는 기준은 논문이 언제 발표됐느냐, 이었기 때문이다. 실제로 다나카의 논문이 실린 지 두 달이 지난 1988년 10월, 질량 분석의 대가인 다른 나라의 교수가 비슷한 방법으로 질량 분석에 성공했다는 논문을 싣지만, 노벨상의 영광은 그 교수 대신 다나카에게 돌아갔다.

회사에 남은 다나카

논문을 쓰고 난 뒤 14년간, 다나카는 시마즈제작소에서 마음껏 연구를 하는 등 예전과 똑같은 시간을 보냈다. 남들이 다 원하는 승진도 그는 거부했는데, 이유는 "직급이 올라갈수록 연구 현장에서 멀어지기 때문"이었다. 그런 다나카였으니 노벨상 수상에 "아닌 밤중에 홍두깨"라고 반응한 것도 이해는 간다. 2002년의 노벨상 수상은 그를 스타로 만들었고, 세계 유수의 대학들에서 그에게 교수로 와 달라는 제

안을 한다. 그가 곧 좋은 곳으로 떠난다는 소문이 무성했지만, 다나카
는 회사에 남았다.

"제가 지금까지 이 일을 해 올 수 있었던 건 순전히 회사 덕분입니
다. 앞으로도 여기서 계속 일하면서 회사에 도움을 주고 싶습니다."

회사에서는 스타가 된 그에게 이사 자리를 제안했지만, 다나카는 그
것마저 사양한다. 모두 20명의 노벨 과학상 수상자를 배출한 일본에
서 그가 가장 사랑받는 이유다.

더 읽어야 할 책

『크로마토그래피』, 오도석 저, 학술편수관, 2012년

『일의 즐거움』, 다나카 고이치 저, 하연수 역, 김영사, 2004년

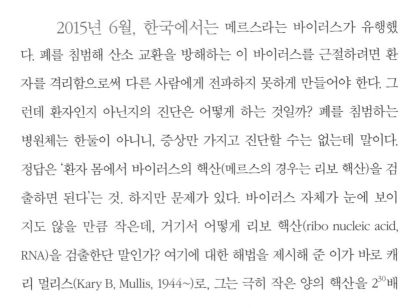

특정 유전자만
증폭시키는 것이 가능할까?

🔬 과학계 이단아, 캐리 멀리스

2015년 6월, 한국에서는 메르스라는 바이러스가 유행했다. 폐를 침범해 산소 교환을 방해하는 이 바이러스를 근절하려면 환자를 격리함으로써 다른 사람에게 전파하지 못하게 만들어야 한다. 그런데 환자인지 아닌지의 진단은 어떻게 하는 것일까? 폐를 침범하는 병원체는 한둘이 아니니, 증상만 가지고 진단할 수는 없는데 말이다. 정답은 '환자 몸에서 바이러스의 핵산(메르스의 경우는 리보 핵산)을 검출하면 된다'는 것. 하지만 문제가 있다. 바이러스 자체가 눈에 보이지도 않을 만큼 작은데, 거기서 어떻게 리보 핵산(ribo nucleic acid, RNA)을 검출한단 말인가? 여기에 대한 해법을 제시해 준 이가 바로 캐리 멀리스(Kary B, Mullis, 1944~)로, 그는 극히 작은 양의 핵산을 2^{30}배

이상 증폭함으로써 핵산이 있는지 없는지를 육안으로도 구별할 수 있게 해 줬다. 이게 바로 중합효소연쇄반응(polymerase chain reaction, PCR). 무심코 흘리고 간 머리카락 한 가닥으로 범인을 잡고, "이 아이가 진짜 내 아이인지?"를 확인할 수 있게 된 것도 다 이 원리를 이용한 것이다. 이 혁명적인 발견에 깜짝 놀란 노벨상 선정 위원회는 멀리스에게 노벨 화학상을 수여함으로써 그의 공을 치하했다. PCR은 무엇이고 멀리스는 어떻게 이런 대단한 발견을 했을까?

로켓을 발사한 어린이

과학에 관해 뭔가를 알고 싶은데 아버지와 어머니는 과학에 대해 물어도 잘 모르신다. 그럼에도 그걸 알고 싶다면 어떻게 해야 할까? 보통 사람 같으면 학교 선생님이나 동네 형한테 물어볼 테고, 지금 같으면 스마트폰을 검색하겠지만, 멀리스는 실험을 통해 자신이 직접 알아내겠다고 생각했다. 멀리스는 오클라호마에 위치한 미국 군사기지에서 로켓에 관한 책을 받은 뒤 자신이 직접 로켓을 만들어야겠다고 결심한다. 수 킬로미터 상공까지 올라간 뒤 낙하산을 펴고 천천히 원래 자리로 돌아오는 로켓을 말이다. 아마추어가 로켓을 만들 때 제일 중요한 것은 추진 시스템, 즉 로켓을 쏘아 올릴 연료를 어떻게 만드느냐이다. 로켓 책자를 보니 이런 말이 쓰여 있었다.

"과염소산칼륨($KClO_4$)과 설탕의 혼합물을 절대 가열하지 마시오."

멀리스는 엉뚱하게도 여기에 열쇠가 있다고 생각했다. '그 혼합물을 가열하면 터지기라도 하는 걸까? 만일 그렇다면 로켓 연료로 쓰기에 딱 좋은 게 아닌가?'

멀리스는 당장 약국으로 달려가 과염소산칼륨을 달라고 한다. 약국에는 그 화합물이 없었기에 멀리스는 이렇게 묻는다. "그럼 칼륨 종류로 뭐가 있나요?" 약국 주인은 질산칼륨(KNO_3)을 줬다. 멀리스는 그후 실험에 착수한다. 질산칼륨과 설탕을 섞어서 불을 붙이는 실험을. 합성된 화합물은 불에 잘 탔고, 물에다 녹였더니 갈색의 시럽 같은 액체가 됐다. 그대로 놔두자 액체가 냉각되면서 벽돌처럼 단단한 고체가 됐는데, 거기다 불을 붙이니 폭발음을 내면서 온 마당을 헤집고 다녔다. 로켓의 연료가 되겠다 싶었던 멀리스는 6개월의 노력 끝에 결국 로켓을 만들어 낸다. 멀리스는 그날그날의 실험 결과를 노트에 적고 일이 잘 풀리지 않을 때마다 노트를 보며 문제점을 분석했는데, 그게 로켓 발사에 성공할 수 있었던 가장 큰 이유였다. 그렇게 실험 결과를 적다 보면 시행착오를 줄일 수 있고, 로켓의 작동 원리도 이해할 수 있게되니 말이다. 연구자에게 가장 중요한 게 실험 노트라는 점에서 멀리스는 과학자의 자질이 충분했던 것 같다.

문제는 멀리스가 개구리들도 인간처럼 우주여행을 하고 싶어 한다고 믿었던 점이었다. 그 때문에 멀리스 주변에 살던 개구리들은 허술한 로켓에 묶인 채 수 킬로미터 상공까지 날아갔다 와야 했다. 시시때때로 로켓이 폭발하기도 했으니, 멀리스는 개구리들에게 공공의 적이었으리라. 아무튼 직접 만든 로켓을 쏘아 올린 경험은 멀리스에게 큰 자신감을 줬을 것 같다. 만일 멀리스가 아버지에게 로켓 만들기에 대해 물었다면 어땠을까? 그런 위험한 장난은 하지 말라고 뜯어말리지 않았을까? 그래서 멀리스는 말한다. 정말 궁금한 게 있다면 다른 사람들에게 물어보지 말고 직접 해 보라고. 전문가에게 물어보는 대신 직접 해 본다면 자신이 전문가가 될 수 있다고 말이다.

고속도로 위에서 떠오른 아이디어

그렇다고 멀리스가 과학에만 전념했던 건 아니었다. 버클리 대학에서 생화학 박사 학위를 받은 그는 소설가가 되려고 하기도 했고, 빵집을 차린 적도 있었다. 그가 다시 마음을 잡고 과학자의 길을 걷게 된 건 그의 친구 덕분이었다. 멀리스의 친구는 시터스라는 회사에 일자리를 얻어 줬는데, 멀리스는 그 회사에서 7년을 일했다. 그에게 노벨상을 안겨 준 PCR의 아이디어를 떠올린 것도 이 회사를 다니던 시절이었다.

1983년의 어느 날, 멀리스는 같은 회사에 근무하던 여자 친구와 캘리포니아의 퍼시픽 코스트의 고속도로를 달리고 있었다. 여자 친구와의 드라이브이니 로맨틱한 분위기였을 것 같지만, 그 당시 이 둘은 권태기였고, 여자 친구는 그에 걸맞게 졸기 시작했다. 별 다른 할 일도 없기에 멀리스는 운전을 하면서 이 생각 저 생각을 했는데, 그때 섬광 같은 아이디어가 떠올랐다. 우리 인체의 유전 정보를 담고 있는 DNA의 특정 부위를 수억 배 이상 증폭할 수 있는 아이디어 말이다. 예를

염기
유전자의 본체인 핵산
(DNA, RNA)의 구성 성분
인 질소를 함유하는 고리
모양의 유기 화합물을 말
한다. 염기서열에 따라 생
물학적 특성이 결정된다.

들어 신경전달물질인 엔돌핀을 만드는 유전자를 연구한다고 해 보자. 그렇게 하려면 사람의 DNA에서 이 유전자를 골라내야 하는데, 그게 쉽지 않다. 인간의 DNA는 30억 쌍의 염기*로 이루어져 있는데, 그 대부분은 별로 하는 일이 없는, 소위 '쓰레기 DNA(junk DNA)'다. 제 몫을 하는 건 전체 DNA의 2퍼센트에 불과하며, 엔돌핀을 만드는 유전자는 그중에서도 극히 일부에 해당하는 짧은 부분이다. 그러니 사람의 DNA에서 엔돌핀 유전자를 뽑아내는 일은 너무 어렵고, 성공한다고 해 봤자 미미한 양밖에 얻을 수 없다. 멀리스는 이걸 반대로 생각했다.

"전체 DNA에서 엔돌핀 유전자를 뽑는 게 어렵다면 차라리 엔돌핀 유전자만 선택해서 수천 배로 증폭시키면 될 게 아닌가?"

PCR을 이해하기 위해서는 먼저 DNA의 구조와 복제 과정을 알 필요가 있다. DNA는 A(아데닌), G(구아닌), C(시토신), T(티민)의 네 가지 염기가 일정한 순서에 따라 배열돼 있다. 그냥 있으면 불안정하니 반대쪽에 다른 나선이 결합한 이중나선의 형태를 취하는데, 여기서 각 염기가 상보적으로 결합함으로써 안정성을 부여한다. '상보적'이라는 말은 한 나선에 있는 염기 A는 반드시 T와 결합한다는 뜻이다. C는 G와만 결합한다. 그러니 한 나선의 염기 서열이 AGGCT라면 그 나선과 대칭을 이루는 반대편 나선의 염기 서열은 TCCGA가 된다. 하지만 이 상태로는 DNA 복제가 이루어지지 못하므로, 세포분열 등 DNA가 복제될 때는 DNA 두 가닥이 풀려야 한다. 이 경우 각 나선에 있던 염기

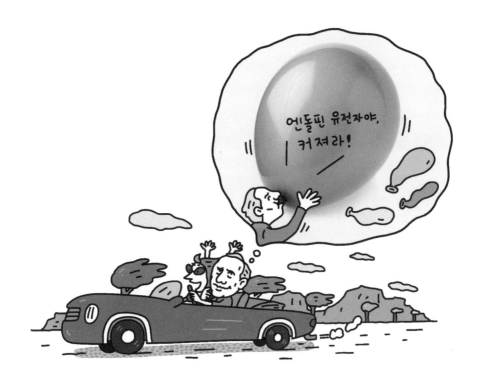

가 드러나는데, 여기에 시발체*라는 게 붙음으로써 본격적인 DNA 합성이 시작된다. 합성이라고 해 봤자 별 게 아닌 것이, 어차피 한 나선에 AGCT로 이루어진 염기들이 잔뜩 붙어 있으니 그에 상보적인 염기만 딱딱 붙여 주면 DNA 합성이 끝난다. 이 일을 해 주는 게 바로 DNA 중합효소(DNA polymerase)인데, 워낙 일을 잘하다 보니 10억 개 중 하나 정도만 제 짝이 아닌 염기를 갖다 붙이는 실수를 한다. 멀리스의 아이디어는 '시발체 두 개를

> **시발체**
> 고분자물질의 합성반응 등에서 반응개시 계기를 만들고 반응을 촉진하는 물질이다. 실험적으로 효소를 사용하여 DNA 사슬을 합성할 때 필요로 하는 짧은 외가닥 DNA를 말한다.

증폭시키고 싶은 DNA 염기 서열의 앞뒤에 붙여 주면 원하는 부분의 DNA 단편을 복제할 수 있다'는 것이었다. 이 아이디어를 정리해 보자.

❶ DNA를 90도가 넘는 항온 수조에 넣는다. 그러면 DNA 이중나선이 한 가닥씩 풀린다.

❷ 원하는 부위의 앞, 뒤에 달라붙을 시발체를 넣어 준다. 시발체는 따로 만들어야 하는데, 달라붙을 부위의 서열이 AAGGCCTT라면 시발체는 TTCCGGAA 이렇게 합성하면 된다(실제로 사용하는 시발체의 길이는 20개가량이다). 분리된 DNA 가닥에 각각 시발체를 넣어 주고 항온 수조의 온도를 55도로 낮추면 시발체가 해당 부위에 달라붙는다.

❸ DNA 중합효소를 넣어 준다. 중합효소는 DNA 가닥이 있고 시발체만 붙어 있다면 언제든 일을 시작하는 든든한 일꾼이다. 이 일꾼은 우리 체온과 같은 37도에서 가장 일을 잘하므로 온도를 거기에 맞춰 주면 중합효소는 신이 나서 주위에 있는 염기를 가져다가 DNA에 붙인다. 그러면 앞, 뒤 시발체 사이에 해당되는 DNA 단편이 새로 만들어지는데, DNA가 두 가닥이므로 각각 하나씩, 총 2개가 만들어진다.

❹ 1~3의 과정을 한 번 더 반복하면 4개가 만들어지고, 반복할 때마다 2배씩 늘어난다. 30회 반복한다면 원하는 DNA 단편이 2^{30}개만큼 만들어진다.

이 얼마나 놀라운 아이디어인가!

고온에서 사는 세균

멀리스의 아이디어는 분명 천재적이었지만, 한 가지 어려운 문제가 있었다. 중합효소는 단백질이며, 열에 약했다. DNA 이중나선을 풀기 위해서는 온도를 90도 이상으로 올려야 하는데, 중합효소는 이 온도를 견디지 못하고 변성돼 버린다. 그러다 보니 PCR 실험을 한번 할 때마다 효소를 새로 넣어 주어야 했다. 항온 수조에 지루하게 앉아 있다가 매번 효소를 넣어 주는 것도 귀찮기 짝이 없는 일이지만, 효소가 일을 하도록 온도를 37도로 내리면 기껏 분리한 DNA 가닥이 서로 붙어 버렸다. 게다가 중합효소가 무지 비싸기까지 했으니, PCR은 현실에서 사용하기 힘든 마법이었다.

여기에 빛을 준 학자가 있었다. 멀리스와 같은 회사에 근무하던 랜디 사이키(Randy Saiki)는 다음과 같은 기특한 생각을 한다.

"중합효소가 고온에서 변성되는 것은 그게 대장균에서 뽑은 효소이기 때문이다. 하지만 고온에서 사는 세균이라면 어떨까? 그 세균도 어차피 DNA 복제를 할 텐데, 그 세균의 중합효소는 고온에서 견딜 수 있지 않을까?"

그래서 사이키는 뜨거운 온천물에서 사는 세균을 찾기 시작했다. 결국 사이키는 미국 옐로스톤국립공원의 온천에서 테르무스 아쿠아티쿠스(Thermus aquaticus)라는 세균을 찾아냈는데, 그 세균에서 뽑은 중합효소(세균의 이름을 따서 이 효소를 택 폴리머레이즈(Taq polymerase)라 부른다)는 90도 이상에서도 잘 견뎠다. 이제 PCR의 각

사이클마다 시험관을 열고 효소를 넣을 필요가 없어졌고, PCR은 더 이상 먼 곳의 마법이 아닌, 현실의 것이 됐다. 시터스사의 협력업체인 퍼킨엘머사에서 자동으로 온도를 내리고 올리는 기계를 출시하자 과학자들은 더 이상 수조 앞에 앉아 있을 필요가 없어졌다. 몇 년 지나지 않아 PCR기는 의학계에서 없어서는 안 될 기계가 됐다. PCR 이전까지만 해도 바이러스처럼 아주 작은 생물체에 감염됐는지 알아보려면 조직이나 혈액을 배지(medium)◆에 넣고 충분한 숫자로 자랄 때까지 기다려야 했다. 바이러스는 천천히 자라는지라 대략 4주가량이 걸리는데, 그 기간을 기다리는 건 환자에게 굉장히 괴로운 일이다. 하지만 PCR기의 개발로 아주 소량의 DNA만 있어도 진단이 가능해졌기에, 바이러스의 감염 여부를 확인하는 데 2~3시간 정도면 충분해졌다. 이런 의학적 필요성 이외에도 PCR기의 용도는 무궁무진해서, 완전범죄를 저지른 뒤 "안 잡히겠지"라며 좋아하던 범죄자들은 자신이 흘린 땀 한 방울이나 담배꽁초에 묻은 침 때문에 수갑을 차야 했고, 구박하던 여자애가 알고 보니 자신이 잃어버린 딸인 우리나라 '막장 드라마'들도 PCR기가 없었다면 가능하지 않았으리라.

🐵 과학계의 이단아

노벨상 선정 위원회는 멀리스를 1993년 노벨 화학상 수상자로 결정했다. 과학계의 별이 되기는 했지만 멀리스의 행적은 보통의 과학자와는 달랐다. 환각제를 복용했고, 알몸 서핑을 즐겼으며, 다른 학자가 자기 학설을 비판하자 "노벨상이나 받고 나서 반박하라"며 독설을 내뱉기도 했다. 여성 편력이 심하고, 부인 살해 의혹을 받던 미국 미식축구 선수 심슨(O. J. Simpson)을 재판 때마다 찾아가 옹호한 것도 의아하지만, 에이즈를 일으키는 인간면역결핍 바이러스(HIV)의 존재를 부인한 것은 도대체 과학자가 맞는지 의심될 정도다. 하지만 이런 거침없는 언행을 하는 멀리스였기에 PCR이라는 기발한 아이디어를 떠올릴 수 있었던 건 아닐까. 우리 사회도 이단아에 대해 좀 관대할 필요가 있겠다 싶다.

더 읽어야 할 책

『궁극의 생명』, 리처드 도킨스·에드워드 윌슨·프리먼 다이슨 저, 이한음 역, 와이즈베리, 2017년

『아이코노클라스트』, 그레고리 번스 저, 김정미 역, 비즈니스맵, 2009년

단백질이 파괴되는 방식에 주목하다

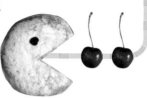

🩺 요시노리 오스미와 자가포식 연구

해마다 10월이면 일본은 이런 추측을 하는 모양이다. "올해는 또 누가 노벨 과학상을 탈까?" 그 기대에 걸맞게 요시노리 오스미는 노벨 생리의학상의 주인공이 된다. 일본 학자 중 22번째로 노벨상을 탄 오스미의 연구 주제는 '자가포식(autophagy).' 과연 이 자가포식은 무엇이며 오스미는 어떤 계기로 이런 연구를 하게 되었을까.

🎎 전쟁 직전 태어난 아이

요시노리 오스미(大隅良典, 1945~)가 태어난 건 1945년 2월, 제2차 세계대전이 끝나기 6개월 전이었다. 모든 물자를 전쟁에 쏟아부은 탓에 당시 일본 사람들은 가난의 정점을 찍고 있었다. 게다가 오스미의 어머니는 당시로서는 불치병인 결핵에 걸려 있었다. 어머니가 침대에 누운 채 기침만 해 댔으니, 아이들을 챙길 겨를이 없었다. 그러다 보니 오스미로서는 늘 골골대는 어린 시절을 보낼 수밖에 없었다. 하지만 놀라운 일이 벌어졌다. 외국에서 수입된 스트렙토마이신을 어렵사리 구한 덕분에 어머니의 병이 깨끗이 나은 것이다. 약 하나에 몇 년간 누워만 계시던 어머니가 벌떡 일어나는 것을 본 오스미는 깜짝 놀랐다. 그가 과학에 관심을 가진 건 이 때문이었다.

오스미는 고등학교 때 화학 동아리에 가입했고, 화학 물질을 섞은 뒤 그 반응을 관찰하는 일을 즐겼다. 그의 꿈은 당연히 대학에서 자연과학을 연구하는 것이었다. 게다가 그가 도쿄 대학 기초과학부에 들어갔을 때는 분자생물학이 태동하던 시기였다. DNA를 바탕으로 RNA가 만들어지고, 그 RNA의 명령을 받아 단백질이 합성된다는 소위 중심원리(central dogma)가 발표되고, 유전 암호를 해독하는 일이 인기를 끌었다. 그는 단백질 합성 공장인 리보솜의 기능을 연구하는 일을 하며 대학원을 마치는데, 그에게 대학원이 의미 있었던 건 거기서 그의 아내를 만났기 때문이다. 그가 노벨상을 받기까지는 아내의 도움이 컸는데, 실제로 그가 쓴 논문 중에는 아내의 이름이 같이 들어가 있는 것이 많다. 노벨상 수상 후 오스미는 이렇게 말한 바 있다.

"가정에 충실했다고는 말할 수 없지만, 아내가 계속 지지해 준 것에 대해 감사한다."

🦠 남들이 하지 않는 연구

박사 학위를 받은 후 일자리가 없어 고민하던 그는 지도교수의 도움으로 미국에 있는 록펠러 대학에서 박사 후 과정을 밟게 된다. 거기서 그는 효모와 운명적인 만남을 갖는다. 효모는 크기 5마이크로미터의 단세포 생물로 술을 빚는 데 쓰이기도 하는데, 세포 구성이 사람과 비슷해 연구 소재로 아주 좋았다. 오스미가 특히 관심을 가졌던 것은 액포(vacuole)라고, 효모 내부에 막으로 둘러싸인 원 비슷한 구조물이었다. 이를 설명하기 전에 크리스티앙 드 뒤브(Christian De Duve) 이야기를 좀 하겠다.

드 뒤브는 1949년 세포를 각 성분별로 나누는 실험을 하다 단백질을 분해하는, 소위 단백 분해 효소를 가진 기관을 발견한다. 그는 이 세포 내 기관의 이름을 리소좀이라 불렀는데, 리소좀은 외계 이물질이나 손상된 세포 잔해 등을 제거하는 것으로 알려졌다. 드 뒤브는 자기 세포를 제거한다는 의미로 이 현상에 대해 자가포식이라는 이름을 붙인다. 이 발견 덕분에 드 뒤브는 노벨 생리의학상을 받는데, 사정이 이렇다면 그 뒤 리소좀에 대한 연구가 활발히 이루어져야겠지만, 신기하게도 자가포식은 연구자들에게 별 관심을 받지 못했다. 굳이 이유를 살펴본다면 자가포식을 관찰하려면 전자현미경이 필요한데, 그 당시에는 전자현미경을 이용하는 게 그리 쉬운 일은 아니었기 때문이다. 다시 효모 이야기로 돌아가자.

효모에 있는 액포는 수소이온농도(pH)가 산성이고 다양한 단백 분해 효소가 들어 있는 것으로 미루어 볼 때 동물의 리소좀과 같은 기관으로 추측됐다. 그런데 리소좀 연구가 전자현미경을 필요로 하는 것과 달리 효모의 액포는 광학현미경으로 관찰이 가능했다. 게다가 원심분리를 해 보면 맨 위층에 액포가 위치했으니 분리하기도 쉬웠다. 다시 말해 효모의 액포는 자가포식 연구에 있어 최적의 대상이었다.

그때 오스미에게 반가운 소식이 날아든다. 모교인 도쿄 대학에서 교수로 임용할 테니 오라고 한 것이다. 그는 실험실을 꾸미고 본격적으로 효모 내 자가포식에 대해 연구하기 시작한다. 이에 대한 설명을 잠시 해 보자. 생체 활동이 가능한 것은 DNA에서 만들어 내는 단백질 덕분인데, 우리 몸은 겉에서 보면 별 변화가 없어 보이지만, 그 내부를 들여다보면 헌 단백질이 파괴되고 새 단백질이 그 자리를 채우는 일이 매일같이 반복된다. 우리가 먹는 음식물은 아미노산으로 분해돼 새 단백질의 재료가 되고, 이는 그만큼의 단백질이 파괴된다는 이야기다. 그런데 사람들은 중심원리에서 비롯된 단백질 합성에만 관심이 있을 뿐 그 단백질이 어떻게 파괴되는지에는 별 관심이 없었다. 오스미의 신조는 다음과 같았다.

"나는 남들이 다 하는 연구를 하는 데는 관심이 없다. 남들이 하지 않는 연구를 하고 싶다."

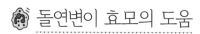

돌연변이 효모의 도움

자가포식 연구에서 오스미가 선택한 방법은 '굶기기'였다. 외부에서 음식물이 들어오지 않아도 생체 활동의 유지를 위해 생물체는 새 단백질 합성이 필요한데, 그러기 위해서는 기존 단백질이 파괴되고 거기서 아미노산이 나와야 했다. 즉 단백질 분해는 기아 상태의 생물체가 생존하는 데에 필수 과정이었다. 실제로 효모는 굶기면 감수분열[♦]을 통해 4개의 포자가 되는데, 이는 기존 단백질이 분해되고 새로운 단백질이 만들어진 대표적인 예였다. 오스미가 가장 알고 싶은 것은 이것이었다. "액포 안에서 단백질 파괴가 일어난다면, 도대체 어떤 새로운 단백질이 그리로 운반되는 것일까?" 하지만 어떻게 하면 이 문제를 해결할 수 있을지에 대해서는 연구를 시작하고도 상당 기간 진척이 없었다.

그러던 중 오스미는 갑자기 기발한 생각을 한다. 액포에서 파괴를 담당하는 것은 단백 분해 효소일 것이다. 그런데 돌연변이가 생겨 단백 분해 효소를 만들지 못하는 효모도 있을 것이다. 이 경우 단백질 파괴가 일어나지 않아 액포 안에 단백질이 그대로 남아 있을 테고, 그러면 액포로 전달되는 단백질이 무엇인지 알 수 있지 않을까? 연구란 경쟁도 하지만 다른 연구의 덕을 보기도 하는 분야. 때마침 미국의 유전학자 엘리자베스 존스(Elizabeth W. Jones)가 이런 효소가 결핍된 돌연변이 효모를 만들었다. 오스미는 그에게 편지를 썼다.

"일면식도 없지만 친애하는 존스 씨, 이런 부탁드리기 뭐하지만 당신이 만든 효모를 저한테 주실 수 있을까요? 주기만 한다면 제가 잘 키워 보겠습니다."

감수분열
동식물의 생식기관에서 생식세포를 만들 때 일어나는 세포분열이다. 염색체 수가 정상에서 반으로 줄어들기 때문에 붙여진 이름이며, 2회의 분열이 연달아 일어나고, 1개의 모세포에서 4개의 딸세포가 형성된다.

196

자신의 결과물이 열심히 일하는 다른 연구자에게 도움이 된다는 것 역시 연구자에게 기쁜 일이다. 존스는 기꺼이 자신이 만든 효모를 줬고, 오스미는 그 효모를 굶기기 시작했다. 자, 어떤 일이 벌어졌을까? 파괴될 운명의 단백질이 파괴되지 못한 채 액포 안에 쌓이기 시작했다. 액포 안에 작은 동그라미들이 늘어나는 것을 보면서 오스미는 다음과 같이 중얼거렸다.

"지금 내가 보고 있는 것은 지금까지 전혀 알려지지 않은 신세계라고! 이 맛에 내가 남들 안하는 연구를 하는 거야."

당연한 이야기지만, 그 효모는 다음 날 죽었다. 파괴될 것이 파괴되지 못한 결과였다.

자가포식 유전자를 발견하다

이제 오스미가 알고 싶은 것은 자가포식 과정에서 어떤 유전자가 관여하는지에 대한 문제였다. 이를 위해서는 존스의 돌연변이 효모처럼 자가포식이 일어나지 않는 효모가 많이 있어야 했다. 자, 이 문제를 어떻게 해결할까? 효모에 방사선 등을 쬐면 돌연변이 효모가 생긴다. 앞서 본 것처럼 자가포식이 일어나지 않는 돌연변이 효모는 죽으니, 굶겼을 때 일찍 죽는 효모들을 고르고 액포에서 자가포식이 있는지의 여부를 확인하면 된다. 그렇게 해서 맨 처음 발견한 효모를 apg1(훗날 ATG1이라고 고침)라고 했다. 그런데 자가포식에 관여하는 유전자는 하나가 아니니 이런 식으로 계속 돌연변이를 만들어 가다 보면 특정 유전자에 돌연변이가 일어난 효모를 찾을 수 있다. 오스미는 14개의 효모를 찾아냈다. 이는 곧 자가포식에 관여된 유전자(ATG) 14개를 찾아냈다는 말이 된다. 효모에서 만들어 내는 단백질을 분석한 뒤 어떤 단백질에서 차이가 나는지를 알아본다면 자가포식에 관계된 단백질은 물론 이를 만드는 유전자도 알아낼 수 있기 때문이었다. 말이 쉽지 이것은 매우 지루하고 시간이 많이 걸리는 일인데, 이 문제를 해결하는 데 오스미의 아내가 큰 공헌을 했다.

1996년 오스미는 오카자키 시의 '자연과학연구기구 기초생물학연구소'로 자리를 옮긴다. 대학이 아닌 연구소이다 보니 다른 일을 제쳐 두고 연구에만 전념할 수 있다는 게 장점이었다. 여기서 오스미는 자기 마음에 맞는 연구진을 꾸렸고, 효모 이외에 동물의 자가포식에 대해 연구를 시작한다. 효모에서 발견된 ATG 유전자는 거의 대부분 고등동물에서도 존재가 확인됐다. 예를 들어 쥐에서 발견된 LC3라는 유전자는 효모에서 발견된 ATG8 유전자와 같은 단백질을 만들고 있었다. 그러니까 자가포식은 진핵세포[♦]가 출현할 당시 꼭 갖춰야 할 필수적인 능력이었다는 이야기다. 더 놀라운 것은 이 연구가 사람의 질병을 고치는 데도 사용될 수 있다는 점이었다. 자가포식이 안 되는 것이 각종 질병과 관련돼 있었으니 말이다. 예를 들어 BECN1이라는 유전자에서는 베클린원(Beclin-1)이라는 단백질이 만들어지는데, 유방암과 난소암은 여

진핵세포
세포는 크게 핵막의 유무에 따라 원핵세포와 진핵세포로 나뉘는데, 진핵세포는 그중에서 핵이 진짜로 있는 세포이다. 세균류와 남조류를 제외한 모든 동물 세포, 식물 세포가 여기에 속한다.

198

기에 돌연변이가 일어난 결과라는 게 밝혀졌다. 그런데 이 BECN1이란 유전자는 오스미가 발견한 ATG6와 같은 기능을 수행하니, 자가포식을 연구하면 암의 원인은 물론이고 치료법에 대해서도 알 수 있게 된다. 또한 쥐의 뇌에서 ATG5와 ATG7이 망가지면 알츠하이머병처럼 신경이 퇴화되는 질환에 걸렸으니, 어쩌면 치매의 비밀에 대해서도 알 수 있을지 모른다. 당연한 이야기지만 오스미가 한창 연구하던 때와 달리 자가포식 연구는 연구계의 뜨거운 주제가 됐고, 지금은 전 세계에서 수많은 사람이 자가포식 연구에 매달리고 있다.

2016년 10월, 노벨상 선정 위원회는 오스미를 노벨 생리의학상 수상자로 결정했다. 소년 시절부터 노벨상을 꿈꿨고, 그 뒤 수십 년간 효모 연구에만 몰두했던 오스미로서는 가슴 벅찬 일이었을 것이다. 그가 과학에 대해 한 말은 새겨들을 점이 있다.

"과학은 사람들이 사물을 이해하기 위한 수단입니다. 하지만 과학이 효율을 추구하는 분야가 돼서는 안 됩니다. 단기간에 뭔가를 만들어야 한다는 근시안적인 시각에 빠지면 아무 것도 되는 게 없습니다. 제가 수행했던 자가포식을 예로 들어 봅시다. 이게 이렇게 중요한 분야가 된 것은 분명 즐거운 일이지만, 연구를 시작할 때만 해도 이렇게 되리라는 확신은 전혀 없었습니다. 일을 하는 과정에서 난관에 봉착한 적도 수없이 많았습니다. 그럼에도 불구하고 저는 이 일에 무려 25년간 매달렸습니다."

25년, 한 분야를 이렇게 오랜 시간 파고들어야 노벨상에 값하는 결과물이 나온다. 하지만 우리나라는 이 시간을 기다려 주지 않는다. 제대로 된 결과물이 나오지 않으면 연구비를 회수하고, 나쁜 연구자로 낙인찍어 더 이상 연구비를 주지 않으려 한다. 어쩌면 우리의 이런 조급증이 노벨상을 타지 못하게 하는 큰 이유일지도 모르겠다. 그에게 배울 점이 하나 더 있다면, 남들이 다 가는 길에만 답이 있는 게 아니라는 것이다. 자신만의 길을 찾고 결과가 나올 때까지 오랜 기간 밀어붙이기, 훌륭한 과학자의 길은 여기에 있는 듯하다.

더 읽어야 할 책

『과학분야에서 일본 노벨상수상자가 많은 이유는 무엇일까?』, 비피기술거래 저, 비티타임즈, 2017년

『천재와 괴짜들의 일본 과학사』, 고토 히데키 저, 허태성 역, 부키, 2016년

불임 부부의
희망이 되다

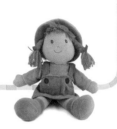

⚕ 로버트 에드워즈와 시험관 아기

 임신과 불임

10퍼센트. 의학계에서 추정하는 불임 부부의 비율이다. 아이를 갖기 위해 부단한 노력을 했음에도 1년 동안 아이가 생기지 않는 것이 불임의 정의인데, 이 비율이 무려 10퍼센트에 달한다는 이야기다. 여권(女權)이 상대적으로 낮았던 조선 시대에는 며느리가 쫓겨나는 가장 큰 이유가 불임이었다. 근대 국가가 탄생한 뒤에도 여성은 임신에 성공 못한 책임을 죄다 짊어져야 했다. 여성 입장에서 이게 억울한 것은 불임의 원인이 꼭 여성에게만 있는 게 아니었기 때문이다.

불임 이야기를 하기 전에 먼저 임신이 어떻게 되는지부터 설명해 보

자. 성관계 시 여성의 몸 안으로 들어간 정자는 자궁 맨 위쪽에 도달한 뒤 왼쪽 혹은 오른쪽으로 뻗어 있는 나팔관에 들어간다. 중간 정도까지 가면 여성의 난소에서 튀어나온 난자가 기다리고 있는데, 이 둘이 만남으로써 만들어지는 게 바로 수정란이다. 수정란은 다시 나팔관을 거슬러 와서 자궁벽에 달라붙는데, 이걸 착상이라고 한다. 그 후 수정란은 각종 호르몬과 태반을 통한 영양 공급 덕분에 무럭무럭 자라고, 열 달 후 갓난아기로 세상에 나온다. 이렇듯 임신은 생각보다 복잡한 과정을 거치는데, 가장 중요한 과정은 역시 정자와 난자가 만나는 단계다. 임신을 하려면 남성의 정자가 자궁을 지나 나팔관까지 헤엄쳐 가야 한다. 그런데 정자의 운동성이 떨어져 목적지에 가지 못한다면 제 아무리 변강쇠라도 임신에 성공할 수 없다. 물론 임신을 어렵게 만드는 여성 측 요인도 분명히 존재한다. 예컨대 나팔관이 막혀 있다면 제 아무리 뛰어난 운동성을 지닌 정자를 가진 사람도 임신에 성공하지 못한다.

이렇듯 임신을 못하게 만드는 요인이 한둘이 아닌지라 제주도에 있는 돌하르방의 코가 닳아 없어지고, 삼신할미가 시도 때도 없이 소환되고는 했다. 이런 요법들이 효과가 있다면 좋으련만, 그게 아니니 문제였다. 게다가 아이를 낳게 해 주겠다며 사기를 치는 사람들까지 나타나, 불임 부부는 두 번, 세 번씩 마음의 상처를 받아야 했다.

하지만 1978년 이후, 눈물을 흘리는 불임 부부의 숫자는 매년 줄어들기 시작한다. 정자의 운동성이 갑자기 좋아진 것도 아닌데 어떻게 그럴 수 있을까? 이건 다 로버트 G. 에드워즈(Robert Geoffrey

Edwards, 1925~2013) 박사가 체외수정, 소위 시험관 아기를 탄생시킨 덕분이다. 몸 밖에서 정자와 난자를 만나게 해 준다면, 정자가 숱한 난 관을 뚫고 나팔관까지 갈 필요가 없으니 말이다. 로버트는 어떻게 이 런 대단한 일을 해냈을까.

가난을 극복한 공부

로버트는 1925년 영국 요크셔에서 세 아들 중 둘째로 태어났다. 철 도 노동자였던 아버지는 일 때문에 자주 집을 비웠고, 방앗간에서 기 계를 돌리던 어머니가 세 아들을 돌봤다. 세 아들은 다 똑똑하다는 이야기를 들었는데, 갑자기 첫째 아들이 돈을 벌겠다고 학업을 그만 두는 사태가 발생한다. 이런 일이 있고나자 남은 두 아들은 어머니의 닦달 때문에라도 열심히 공부할 수밖에 없었다. 고등학교 재학 시절 여름, 로버트는 학비 조달 차 데일즈(Dales)라는 곳의 농장에서 일하 며 양과 돼지, 소 등이 새끼를 낳는 광경을 목격한다. 로버트는 그때 생 명의 탄생이란 얼마나 신비로운 과정인지 새삼 깨닫게 된다. 4년간의 군복무를 마친 로버트가 북웨일스 대학 농학과에 진학한 것도 그때의 영향이었으리라. 하지만 그는 곧 농학에 환멸을 느낀다.

"무릇 과학이라면 나름대로 엄격한 논리가 있어야 하는데, 농학은 그렇지 않아. 난 진짜 과학을 할 거야."

농학 대신 그가 선택한 것은 동물학과였다. 전과를 하는 바람에 졸업 학위를 따는 일은 한참 늦어졌지만, 아니다 싶을 때 과감히 진로를 바꾸는 건 위대한 과학자들에게서 흔히 찾아볼 수 있는 일화다. 로버트의 친구에 따르면 그는 매우 자신만만했고, 자신의 판단에 대해 확신에 차 있었단다. 안타깝게도 현실은 그리 좋아 보이지 않았다. 전과를 한 탓에 26세의 나이에도 졸업을 못 한 데다가, 수중에 가진 돈이라고는 없었고, 부모님도 돈을 빌려줄 여력이 없었다.

그때 그의 친구가 에든버러 대학의 콘래드 와딩턴(Conrad Waddington) 교수 밑에서 동물 유전학 학위 과정을 밟게 됐다. 다른 길이 없었던 로버트는 그 교수에게 자기도 좀 받아 달라고 부탁했다. 긍정적인 회신을 기대한 건 아니었을 텐데, 놀랍게도 그 교수는 졸업장도 없는 로버트를 받아 줬다! 이 과정에서 로버트는 하늘이 무너져도 솟아날 구멍이 있다는 진리를 새삼 깨닫는다.

그 후 로버트는 열심히 학비를 벌어 가며 공부했다, 이런 스토리가 전개될 것 같지만, 꼭 그런 것만은 아니었다. 물론 로버트가 공부를 열심히 한 건 사실이지만, 그는 연애도 게을리하지 않았기에 실험실에서 만난 루스 파울러(Ruth Fowler)라는 여성과 사귀게 되고, 나이 서른에 결혼까지 한다. 그 뒤 둘 사이에서 태어난 아이가 무려 다섯이나 됐으니, 로버트가 불임의 구제에 관심을 기울였다는 건 매우 기이한 일이다.

여기서 이런 의문을 품을 것 같다. '아니, 돈도 없으면서 결혼은 어떻게 했으며, 아이는 어떻게 키우냐?' 하지만 걱정하지 마시라. 루스 쪽 집안은 노벨상 수상자를 배출하는 등 학문적으로도 뛰어난 데다가,

돈도 아주 많았으니까. 이걸 너무 부정적으로만 보지 말자. 경제적 안정과 더불어 아내의 내조까지 받게 된 덕분에 시험관 아기가 탄생할 수 있었으니 말이다.

시험관 아기의 태동

과학적 발견이란 개인의 능력만으로 이루어지는 것은 아니다. 그보다 앞선 과학자들의 업적이 있어야 한다는 이야기다. 예를 들어 로버트가 30년만 일찍 태어났다면, 그가 아무리 뛰어난 재능이 있다 한들 시험관 아기는 꿈도 꾸지 못했을 것이다. 다행히 로버트가 한창 연구에 몰두하던 1950년대에는 커다란 과학적 발견이 몇 개나 이루어졌다. DNA가 이중나선 구조이며, 여기서 만들어지는 RNA가 단백질을 합성한다는 중심원리도 이 시기에 나왔고, 사람의 염색체가 23쌍, 총 46개라는 것, 다운증후군이 감수분열 시 염색체가 분리되지 않아 해당 쌍에 염색체가 3개가 있게 된 결과물이라는 것도 이즈음 발견된 사실이다.

그 당시 로버트가 하던 연구는 쥐에서 난자의 정상발육을 유도하려면 어떻게 해야 하는가 하는 문제였다. 이 일을 하려면 난자를 많이 얻어야 하는데, 정자의 수는 무한대에 가까웠지만 난자는 언제나 수가 모자랐다. 난자는 배란 때마다 한 개씩 얻을 수 있었으니 당연한 일이었다. 필요는 발명의 어머니라고, 로버트는 오랜 궁리 끝에 외부에서 호르몬을 투여하면 과배란, 즉 배란할 때 여러 개의 난자가 만들어진다는 것을 알아냈다. 그 호르몬은 바로 성선자극호르몬(human Chorionic Gonadotropin, hCG)이었는데, 로버트는 이 호르몬을 투여하면 어떻게 과배란이 유도되는지를 상세히 기록해 논문으로 쓰기도 했다.

난자를 많이 얻을 수 있게 되자 로버트는 본격적으로 난자 발육에 관한 연구를 시작한다. 하지만 불편한 점이 있었다. 난자가 제대로 자라는지 알아보려면 무조건 쥐를 죽여야 했다. 그래서 로버트는 다음과 같은 생각을 한다. "난자를 쥐의 몸 바깥에서 키울 수는 없을까?" 그는 hCG가 포함된 배지에 난포를 집어넣는 실험을 구상한다. 난포는 난소에 있는 공 모양의 구조물로, 이 안에는 수많은 미성숙 난자가 들어 있어서 hCG가 나올 때마다 난자를 하나씩 내놓는다. 그러니 hCG가 든 배지에 난포를 넣으면 당연히 난자가 나오고 또 성숙해야 한다. 결과는 성공적이어서, 난포에서 분리된 난자는 hCG를 넣어 주면 잘 성숙했다. 신기한 점은 hCG가 없어도 잘 자란다는 것이었다. 즉 난자는 난포에서 나오면 스스로 성숙했다. "사람한테서도 이게 가능할까?" 잘만 된다면 발육된 난자에 정자를 결합시킴으로써 시험관 아기의 꿈도 가능할 터였다. 그러자면 사람의 난자를 얻어야 하기에, 산부인과 의사인 존 험프리(John Humphrey)에게 부탁했다. 로버트의 열정에 감탄한 존은 흔쾌히 난포가 들어 있는 난소 조직을 떼어 주겠다고 약속한다. 그때는 패트릭 스텝토(Patrick Steptoe)라는 산부인과 의사가 복강경을 개발한 덕분에 난소 조직을 떼는 게 아주 어려운 일은 아니었다.

🐸 마지막 난관의 극복

　물론 로버트의 연구 인생이 잘 풀린 것만은 아니다. 그가 일하던 곳의 소장이 시험관 아기가 윤리적으로 문제가 있다며 허가해 주지 않는 바람에 다른 직장을 구하기도 했고, 그 바람에 존 험프리의 병원에서 난자를 공급받는 일이 어려워지기도 했다. 이런 건 어떻게든 해결했지만, 그에겐 아직 정자의 수정능 획득(capacitation) 과정이 남아 있었다. 이 과정은 정자의 머리 부분을 덮고 있는 단백질 껍질을 제거하는 것으로, 그래야만 정자와 난자의 수정이 가능했다. 이 과정은 정자가 자궁 위쪽 부위에 도달했을 때 자연적으로 일어나지만, 체외수정을 한다면 인위적으로 수정능 획득을 일으켜야 했다.

　이전에 이야기한 대로 과학적 업적이란 혼자 이루어지는 건 아니다. 로버트가 이 문제로 끙끙대던 1969년, 배리 바비스터(Bary Bavister)라는 젊은 학자가 논문을 발표하는데, 주제가 마침 햄스터 정자의 수정능 획득이었다. 그에 따르면 이 과정은 수소이온농도(pH)에 영향을 받으며, 배지를 알칼리성으로 바꿔 주기만 하면 얼마든지 수정능 획득이 가능하다는 것이었다. 성숙한 난자가 있고 수정능을 가진 정자가 있으니, 이제 필요한 것은 둘을 만나게 한 뒤 자궁에 이식해 주면 됐다. 여기까지 읽는다면 "빨리 좀 만들어라. 답답해 죽겠다"라고 할지 모르겠다. 하지만 마지막 난관이 남아 있었으니, 그건 역시 윤리적 문제였다. 종교계는 물론이고 정치권도 시험관 아기에 부정적이었다. 그게 아무리 불임 부부를 위하는 일이라 해도, 신성한 생명을 인간의 몸

밖에서 만들어 낸다는 건 거부감을 일으키기에 충분했다. 게다가 그 시기는 인구가 폭증할 때라 피임의 중요성이 더 강조됐으니, 불임 부부에게 관심을 돌릴 분위기도 아니었다. 심지어 그를 잔인한 생체실험을 일삼던 나치에 비유하는 사람도 있었다. 갖은 공격에 시달린 데다 연구비 지원이 중단되기까지 했으니, 이때가 로버트에게는 최대 위기가 아니었을까 싶다.

하지만 그는 포기하지 않았다. 그리고 그의 반대자들과 싸웠다. 결국 그는 1978년 시험관 아기를 통해 루이스 브라운(Louise Brown)이라는 여자아이를 탄생시킴으로써 불임 부부에게 희망을 줬다. 그로부터 10년이 지난 1987년에는 1천 번째 시험관 아기가 태어났는데, 사태가 이렇게 되자 영국 정부도 반대만 할 수는 없었다. 1989년 영국 정부는 결국 시험관 아기를 승인함으로써 11년에 걸친 논란에 종지부를 찍는다. 2010년, 로버트는 복강경을 개발해 시험관 아기 탄생에 결정적 도움을 준 스텝토 박사와 함께 노벨 생리의학상을 수상한다.

시험관 아기의 오늘

물론 시험관 아기가 갈 길은 아직도 험난하다. 산모의 나이가 많을수록 성공률이 떨어지며, 여러 개의 수정란을 이식한 탓에 쌍둥이 출산이 많다는 점 등 정상 출산에 비해서는 미흡한 점이 있다. 하지만 이 방법이 많은 불임 부부에게 희망을 주고 있는 건 틀림없는 사실이

208

다. 저출산 때문에 고민하는 우리나라에서는 소득에 따라 시험관 아기 시술비를 지원하기도 하니, 이 연구가 윤리적 논쟁에 휩싸였던 게 아득히 먼 일 같다. 얼마 전 지인이 시험관 아기 시술로 딸아이를 낳았다. 그녀나 그 딸아이는 로버트가 누군지 모르겠지만, 하늘나라에 있는 로버트는 그 아이를 보면서 흐뭇하게 미소 지을 것이다. "그게 다 내 덕분이야"라면서.

더 읽어야 할 책

『맞춤아기, 누구의 권리일까?』, 존 블리스 저, 이현정 역, 내인생의책, 2013년

『세계 최초의 시험관 아기』, 피오나 맥도날드 저, 그루터기 역, 세손교육, 2006년

요시노리 오스미
아무도 하지 않는 것에 답이 있다

2016년, 일본 과학계는 경사스러운 소식을 접합니다. 일본의 요시노리 오스미 교수가 노벨 생리의학상을 수상했다는 소식이었습니다. 3년 연속 노벨과학상을 수상했으니, 경경사였겠지요. 노벨 과학상 수상자를 가장 많이 배출한 나라는 미국과 독일, 영국 등 전통적인 과학 강국이지만, 21세기로 한정한다면 일본이 무려 3위입니다. "노벨 과학상 꼭 받아야 하냐? 그 나라가 인간답게 사는지가 더 중요하지" 같은 반론이 있기는 하지만, 이건 노벨 과학상을 받지 못한 나라의 '정신 승리'에 가깝습니다. 그보다는 일본이 어떻게 해서 그렇게 노벨상을 많이 타는지 알아보는 게 더 좋을 듯합니다.

흔히 생각할 때 노벨 과학상을 타기 위해서는 과학 선진국인 미국에 가서 많은 것을 배워야 할 것 같습니다. 실제로 우리나라 교수들 중 많은 수가 미국에서 박사를 받았거나, 박사 후 연수를 미국으로 가지요. 이게 연구에 도움이 될 수는 있습니다만 이 경우 한 가지 중요한 것을 잃을 수 있습니다. 바로 연구의 독창성입니다. 일본의 성공은 미국을 모방하는 대신 오히려 자신만의 연구를 한 데 있습니다. 이 책에 나오는 다나카 고이치는 물론이고 2008년 노벨과학상 수상자인 마스카와 도시히데[益川敏英] 역시 미국 유학 경험이 전무합니다. 마스카와가 "영어는 못하지만 물리는 할 수 있다"라고 한 말은 시사하는 바가 크지요.

2016년 수상자인 오스미 교수는 이런 독창성이 극대화된 경우입니다. 그는 술을 빚는 데 쓰이는 효모를 연구합니다. 이게 특이한 이유는, 효모는 사람에게 병을 일으키지 않기 때문입니다. 에이즈나 에볼라바이러스, 광우병처럼 인류에게 큰 위협이 되는 병원체와 싸우면 모를까, 겨우 효모라니요. 하지만 그는 효모, 그중에서도 자가포식에 매달립니다. 그는 말합니다. 남들이 다 하는 연구를 하는 데는 관심이 없었다고요. 하지만 그로부터 25년이 지났을 때, 효모의 자가포식은 과학 연구에서 아주 중요한 분야가 됩니다. 자가포식에 돌연변이가 일어나는 것이 암을 유발한다는 게 알려진 덕분에, 암의 원인은 물론 치료법까지도 알 수 있는 분야라고 생각한 것이지요.

하지만 말입니다. 자신이 좋아서 하는 연구와 뭔가 된다고 하니까 우르르 뛰어드는 연구가 같을 리는 없습니다. 목적을 가진 연구가 아닌, 정말 궁금해 죽겠어서 하는 연구야말로 기존 학설을 뒤엎을 새로운 연구가 될 확률이 높지 않겠습니까? 노벨 과학상을 받은 분들이 대부분 주위의 반대를 무릅쓰고 자기만의 방식으로 결과를 이룬 분들인 것은 우연이 아닙니다. 공무원이 좋은 직업이라고 하니 젊은이들이 죄다 뛰어드는 우리나라에서 한 번쯤 새겨들어야 할 말이 아닐까요?

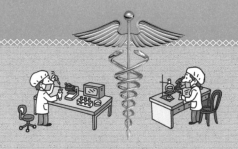

5장

새로운 의학 영역을
개척하다

덩어리진 피를 보고 혈액형을 떠올리다

⚕ 수혈의 아버지, 카를 란트슈타이너

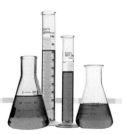

인류의 생명을 가장 많이 구한 발견이 무엇이냐는 질문에 대답하기란 쉽지 않지만, 수혈도 그 후보 중 하나라는 것에 이의를 제기할 사람은 별로 없을 것 같다. 혈액형의 비밀이 밝혀지기 전까지 수혈은 '잘 되면 살고, 잘 안되면 죽는' 위험성 높은 도박이었다. 이것 말고도 혈액형에 따라 성격이 결정된다는 이야기는 과학이 발달한 지금까지도 수많은 사람들에게 즐거움을 주며 회자되고 있다. 이쯤되면 혈액형을 알아낸 과학자에게 감사해야 하겠지만, 우리가 이 사람의 존재를 잘 모르고 있다는 것은 의외다.

🌸 대가는 대가를 알아본다

카를 란트슈타이너(Karl Landsteiner, 1868~1943)는 1868년 오스트리아 빈에서 태어났다. 그의 아버지는 율법학자이자 저명한 기자 겸 신문 발행인이었으니 요즘 유행하는 말로 '금수저'라 할 만하지만, 아쉽게도 란트슈타이너가 6세 때 돌아가시고 만다. 그 후 어머니가 란트슈타이너를 길렀는데, 어머니에 대한 그의 애정은 유난히 각별해서, 어머니가 돌아가신 후 어머니 얼굴을 본뜬 가면을 평생 벽에 걸어 놓았을 정도였다. 당시 차별받던 유대인인 데다 아버지 없는 자식이라고 놀림까지 받았으니, 자신이 잘돼서 어머니를 호강시켜 드리겠다는 마음이 강했을 것 같다. 란트슈타이너는 어릴 적 그렇게 우수한 학생이 아니었지만 갈수록 성적이 향상돼 빈 의과대학에 들어간다.

혈액에 대한 란트슈타이너의 관심은 대학생 때부터 이미 드러나, 식생활이 혈액의 조성에 미치는 영향을 연구해 학술지에 싣기도 했다. 졸업 후 란트슈타이너는 자신의 목표를 혈액 연구로 삼고 연구에 매진한다. 무엇보다 대단한 것은 혈액 연구를 하던 중 자신의 지식이 부족하다고 생각해 다른 연구소로 간 점이었다. 몇 년의 수련 과정을 거쳐 의사가 되면 돈을 많이 벌 수 있을 텐데 연구를 위해 또 뭔가를 배우다니, 아마도 다른 동료들은 그의 선택을 기이하게 생각했을 것 같다. 그는 세 곳의 연구소에서 무려 5년간 근무하며 화학을 배웠는데, 이 기간 동안 쌓은 지식은 혈액형 연구를 하는 데 큰 힘이 되었다. 참고로 그에게 화학을 가르친 교수 중 한 명인 에밀 피셔(Emil Fischer)는 훗날 당과 퓨린의 합성에 관한 연구로 노벨상을 받았다.

수련이 끝난 후 다시 빈으로 돌아온 란트슈타이너는 계속 연구를 하려 했지만, 유대인이라는 점 때문에 제대로 된 일자리를 얻기 어려웠다. 천신만고 끝에 한 위생 연구소에 임시직 일자리를 얻은 뒤, '임시직'이라는 꼬리표에 굴하지 않고 면역기전과 항체에 관한 연구를 열심히 수행한다. 하지만 그 일자리도 오래가지 못했고, 결국 그는 빈 대학 근처에 있는 병리해부학 대학에서 조수로 일하게 된다. 월급은 받지 않을 테니 그냥 일만 하게 해 달라는 간절한 요청 덕분이었다. 그를 지도한 교수는 안톤 바이크셀바움(Anton Weichselbaum)으로, 뇌막염의 원인 중 하나인 수막염균을 발견한 실력자였다. 대가는 대가를 알아본다고 바이크셀바움은 오래지 않아 란트슈타이너의 뛰어난 실력을 알아챘다. 덕분에 란트슈타이너는 그날 해야 할 부검을 마치고 나면 원하는 연구를 마음껏 할 수 있었고, 1년 후부터는 임금도 받을 수 있었다. 이 기간 동안 란트슈타이너는 무려 75편의 논문을 썼으며 분야는 혈청학, 세균학, 병리해부학 등으로 다양했다. 하지만 란트슈타이너가 가장 관심 있어 한 것은 바로 혈청학이었다.

사람의 피는 다 다르다

혈액을 시험관에 담아 오랫동안 놓아두면 두 층으로 분리된다. 아래 가라앉은 것을 혈구, 윗부분을 혈청이라 부른다. 혈구는 적혈구, 백혈구, 혈소판 등을, 혈청은 단백질 등이 녹아 있는 노란색 액체를 말하는데, 그 단백질 중 중요한 성분이 바로 항체다. 1898년, 한 과학자가 여러 동물의 피를 혼합하는 실험을 하다가 한 동물의 적혈구를 다른 동물의 혈청에 섞었더니 덩어리가 생긴다는 것을 발견했다. 혈청 안에 다른 동물의 적혈구에 대한 항체가 있었으니 당연한 일이지만, 이런 사실을 몰랐던 그 당시에는 이게 학자들의 호기심을 자극할 만한 현상이었다. 학자들은 이렇게 덩어리가 지는 것을 '응집(agglutination)'이라 불렀는데, 이는 '붙다'라는 의미를 지닌 라틴어 아글루티나레(agglutinare)에서 딴 말이었다.

란트슈타이너도 응집 현상에 관심을 가졌다. 그는 사람의 적혈구를 다른 사람의 혈청과 섞는 실험을 했는데, 놀랍게도 이 경우에도 응집이 일어났다. 당시만 해도 사람의 혈액은 다 똑같다고 여겨졌지만, 란트슈타이너는 이게 사실인지 규명해 보고자 결심한다. 그는 연구실 동료들을 설득해 다섯 명의 피를 뽑고, 자신의 것까지 합쳐서 6개의 혈액을 가지고 실험을 시작한다. 일단 그는 혈액을 원심분리기*에 돌렸다. 혈액은 혈구와 혈청으로 분리됐고, 혈구 중에서도 무거운 적혈구는 맨 아래층에, 백혈구와 혈소판은 중간층에 위치했다. 란트슈타이너는 중간층은 빼고 적혈구와 혈청만을 따로 분리해 각각 다른 시험관에 넣었다. 그리고 다음과 같은 실험을 한다.

원심분리기
원심력을 이용하여 성분이나 비중이 다른 물질들을 분리·정제·농축하는 기계이다. 대략 원심침강기와 원심여과기로 분류하는데, 모두 회전식이다. 침강기는 회전원통에 구멍이 없는 것이고 여과기는 구멍이 있는 것이다.

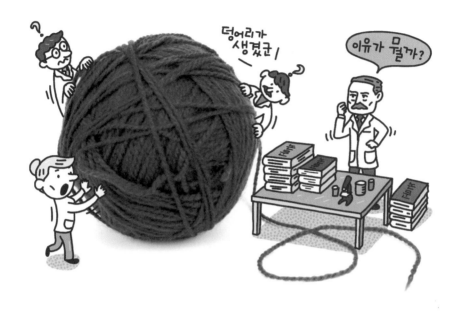

❶ 자신의 적혈구를 자신과 다른 사람의 혈청이 들어 있는 시험관에 각각 넣었다. 아무런 변화도 생기지 않았다.

❷ A박사의 적혈구를 혈청이 들어 있는 6개의 시험관에 넣었다. A박사의 혈청이 들어 있는 첫 번째 시험관에서는 아무 일도 벌어지지 않았다. 그런데 두 번째 시험관에 넣었을 때 응집반응이 일어났다! 현미경으로 관찰하니 적혈구들이 한데 뭉쳐 있었다. 나머지 4개의 시험관에 넣었을 때도 3개에서 응집반응이 관찰됐다.

❸ 적혈구가 6개고 시험관이 6개면 총 36개의 조합이 나온다. 이 실험에서

이 36개의 조합 중 응집이 일어난 것은 총 16개로, 44.4퍼센트였다. 하지만 그중 6개는 자기 혈청에 자기 적혈구를 넣은 것이었으니 응집이 일어난 비율은 53.3퍼센트(16/30)로 높아진다.

53.3퍼센트에 주목하자. 그 당시 수혈이 이뤄질 때, 동물의 피를 받은 사람은 다 죽었을 테고, 다른 사람의 피를 받은 환자들도 절반 이상에서 검은 소변을 눈 뒤 죽었을 것이다. 그럼에도 의사들은 "이 환자가 왜 죽었지?"라는 의문을 가졌을 뿐, 이유가 무엇인지 알아내려고 하지 않았다. 란트슈타이너가 지도교수를 포함한 실험실 동료들에게 이번 실험의 결과를 이야기했지만, 그 누구도 관심을 보이지 않았다. 그럴수록 이 현상의 원인을 밝히겠다는 란트슈타이너의 의지는 커져만 갔다.

❋ 혈액형의 발견

주장을 남에게 관철시키려면 더 많은 샘플이 필요했다. 물론 그럴 리는 없지만 위에서 대상으로 삼은 6명 중 누군가가 세균감염이 되어 있었다면, 그로 인해 응집이 일어났을 수도 있지 않은가? 그래서 그는 막 출산을 한 6명의 여인으로부터 피를 뽑아 같은 실험을 해 봤다. 이번에는 17번 응집이 일어났다. 마지막으로 건강한 사람 22명을 대상으로 실험을 한 결과 그는 자신이 발견한 것이 우연이 아닌, 일반적인 현상이라는 것을 확신한다.

　이제는 응집의 원인을 알아낼 차례였다. 란트슈타이너는 수많은 논문을 뒤지면서 그 원인을 분석하려 했다. 첫 번째 가설은 혈액응고로 인해 응집이 일어난다는 것. 상처가 나면 피가 굳으면서 상처가 아무는데, 그것도 외견상 보기에는 응집과 비슷했으니, 이런 주장이 나올 만도 했다. 이를 검증하기 위해 란트슈타이너는 혈액응고에 필요한 물질―혈소판이나 혈액응고인자―이 없어서 피가 굳지 않는 환자를 대상으로 실험을 해 봤다. 결과는 비슷했다. 응집이 일어난 것도 있었고, 그렇지 않은 것도 있었다. 그러니 혈액응고 인자의 유무는 응집과 아무런 상관이 없었다.

　두 번째 가설은 질병설로, 혈액이 특정 질병에 노출된 뒤에는 거기에 맞서 싸우는 기구―나중에 항체로 밝혀짐―를 갖추게 되는데, 이 기구로 인해 응집반응이 일어난다는 내용이었다. 란트슈타이너는 생각했다. "한 번도 병에 걸려 본 적이 없는 사람의 피를 어떻게 찾지?" 답은 그리 멀리 있지 않았다. 태어난 지 얼마 안된 신생아라면 질병에 걸린 적이 없다. 태반에서 채취한 혈액으로 실험을 한 결과 응집반응이 하나도 일어나지 않았다. 사정이 이렇다면 '질병설이 맞구나'라고 인정했을 수도 있지만, 그때 그는 '갓난아기의 혈청을 실험한 결과 응집반응이 일어나지 않았다'는 자료를 읽은 기억이 났다. 나중에 밝혀진 바에 따르면 다른 혈액형에 대한 항체는 생후 3개월쯤 지나야 생기니, 신생아의 피로 실험한 결과는 음성일 수밖에 없었다. 그래서 신생아의 적혈구를 어머니의 혈청과 섞은 결과 33.3퍼센트에서 응집반응이 관찰되었고, 질병설을 어렵사리 폐기할 수 있었다.

이런 식으로 기존 가설을 모두 제거한 란트슈타이너는 자신만의 가설을 세우기 시작한다. "이 사람의 혈구는 저 사람의 혈청과는 응집하지 않았지만 그 사람의 혈청과는 응집했다. 그렇다면?" 결국 그가 알아낸 것은 다음과 같았다. "응집을 일으키는 물질은 최소한 두 가지가 있다. 그걸 각각 A와 B라고 하자. 사람의 혈액 중 그룹 1에는 A가 들어있고, 그룹 2에는 B가 들어 있다. 그리고 그룹 3에는 A와 B 모두 들어있다." 1을 A형, 2를 B형, 3을 O형으로 바꾸면 훨씬 이해가 빠를 것이다. 이때만 해도 란트슈타이너는 AB형의 존재는 몰랐지만, 수혈은 같은 그룹 내에서만 가능하다는 그의 발견은 그 자체로 혁명이었다.

✺ 고단했던 천재의 삶

1908년 란트슈타이너는 빌헬미나 병원의 병리학과를 맡게 됐고, 1911년에는 빈 대학 병리해부학과로 옮겼다. 아쉬운 것은 그가 전임교수가 되지 못했다는 것. 노력에 합당한 임금을 받지 못한 탓에 그는 늘 생활고에 시달렸지만, 경제적 어려움도 그를 막을 수 없었다. 이곳에 재직하면서 란트슈타이너는 수많은 업적을 남겼다. 혈액을 이용해 매독을 진단하는 방법을 알아낸 것, 그리고 소아마비의 원인균을 찾아낸 것 등이 대표적인 성과다. 하지만 그의 업적 중 최고는 역시 혈액형을 발견한 것이다. 자신의 연구를 토대로 란트슈타이너는 '수혈 부작용은 혈액형이 맞지 않아서'라는 주장을 활발하게 펼쳤다.

사람들이 그의 주장에 처음부터 열광한 것은 아니었다. 1900년대 초반만 해도 수혈은 흔히 있는 일이 아니었는데, 이는 혈액을 뽑으면 바로 굳어 버리는 통에 다른 사람에게 넣을 수가 없었기 때문이었다. 하지만 구연산나트륨을 첨가하면 피가 굳지 않는다는 것이 알려지면서 수혈이 활발하게 시행됐다. 란트슈타이너의 발견이 아니었다면 이로 인한 사망자가 얼마나 많이 나왔을지 짐작하기 어렵지 않다. 또한 혈액형은 살인사건의 범인을 알아내는 데 공헌했고, 혈액형이 부모로부터 물려받는다는 게 알려짐으로써 친자 확인 소송의 증거로 사용되기도 했다.

1930년, 그는 공로를 인정받아 노벨 생리의학상을 수상한다. 아쉬운 것은 그가 이 영광을 조국과 함께하지 못했다는 사실이었다. 안 그래도 어려운 처지였지만 오스트리아가 전쟁에 뛰어들면서 경제는 더 어려워졌고, 상황은 란트슈타이너가 도저히 연구를 계속할 수 없는 지경에 이른다. 할 수 없이 그는 네덜란드로, 거기서 다시 미국으로 거처를 옮겨야 했다. 그가 개인 연구실을 갖고 오직 연구에만 몰두할 수 있었던 게 54세가 되어서였으니, 위대한 천재의 삶 치고는 너무 고단했다. 그래서였을까. 그는 그 후 열정적으로 연구에 몰두한다. 1943년, 그의 나이 75세 때, 란트슈타이너는 연구실에서 심장마비로 쓰러지고, 이틀 후 생을 마감한다.

반유대주의＊의 압박 속에서도 위대한 업적을 이

> **반유대주의**
> 유대교도 및 유대인에 대한 적의, 증오, 박해, 편견을 의미하는 말이다. 제2차 세계대전 중 나치 독일은 이 반유대주의에 입각해 수백만 명의 유대인을 학살하는 홀로코스트를 자행했다.

룬 카를 란트슈타이너, 평생 동안 346편의 논문을 썼다는 것도 그의 위대성을 입증하기에는 부족해 보인다. 그의 이름을 잊지 말자. 수혈을 받은 적이 있다면 더더욱.

더 읽어야 할 책

『란트슈타이너가 들려주는 혈액형 이야기』, 권석운 저, 자음과모음, 2008년

『혈액형의 진실』, 오기현 저, 그루북스, 2006년

화학 결합의 원리를 밝혀낸 어린 학자

💉 노벨상 2관왕의 주인공, 라이너스 폴링

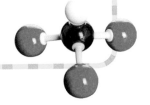

지금은 좀 뜸해졌지만, 한때 비타민 C를 고(高)용량으로 먹는 게 유행이던 시절이 있었다. 비타민 C가 감기 같은 가벼운 질환부터 암까지 예방해 준다는 주장이 나와서였다. 이 요법의 창시자는 바로 라이너스 폴링(Linus Pauling, 1901~1994)으로, 그는 하루 권장량의 50배에 달하는 3그램의 비타민 C를 매일같이 먹음으로써 건강을 유지했다고 한다. 과량의 비타민 C를 섭취함으로써 신장병에서 회복한 게 그가 비타민 C에 빠진 근거였는데, 비타민의 아버지로 불리는 폴링이 비타민과 관계없는 연구로 노벨 화학상을 받았다는 사실은 아이러니하다. 더 놀라운 일은 그가 노벨 평화상도 수상한, 몇 안 되는 노벨상 2관왕이라는 점이다. 이렇게 다방면에 혁혁한 업적을 세운 폴링의 삶은 과연 순탄하기만 했을까?

🌸 만 16세의 대학생

"공부가 밥 먹여 주냐? 쓸데없는 짓 말고 돈이나 벌어. 당장 굶어 죽게 생겼는데."

이 말을 한 사람은 놀랍게도 폴링의 어머니였다. 그녀가 그렇게 된 것도 이해가 전혀 안 되는 것은 아니다. 폴링은 어려서부터 가난했다. 약제사였던 아버지는 돈 버는 데 영 수완이 없어서 가족들을 힘들게 했다. 약국을 열면 번번이 망했다. 다른 지역에 가서 하면 잘될까 싶어서 또 다시 개업을 하는 일이 반복됐다. 더 안타까운 건 폴링이 10세가 되었을 때, 아버지가 세상을 떠났다는 사실이었다. 비록 돈을 벌지는 못했지만 아버지는 폴링의 비범함을 알아채고 그가 공부를 하도록 끊임없이 격려를 해 준 분이었다. 반면 어머니는 폴링이 공부를 하는 대신 당장 돈을 벌어 오길 원했다. 할 수 없이 폴링은 학교에서 돌아온 뒤 볼링장이나 극장 등에서 허드렛일을 하며 돈을 벌었다.

하지만 폴링에게는 장차 훌륭한 과학자가 되겠다는 꿈이 있었다. 폴링이 어렸을 때, 버려진 철을 제련하는 회사에서 경비 일을 하던 그의 할아버지는 그중 쓸 만한 것들을 집에 가져오고는 했다. 폴링은 집 지하실에 자신의 실험실을 차려 놓고 놀았다. 할아버지가 가져온 화학

물질들은 아주 요긴한 재료였다. 그것들을 섞어서 만든 폭탄을 터뜨려 사람들을 놀래키는 것은 폴링이 즐겨 하던 놀이였다. 폴링은 단지 폭탄을 터뜨리는 것에 그치지 않고 화학 물질들이 어떻게 폭탄이 되는지 그 원리를 알고 싶어했다. 그래서 그는 책을 열심히 읽었다. 심지어 아버지가 일할 때 보던 제약 관련 책들까지 섭렵할 정도였다. 폴링이 그럴수록 어머니와의 갈등은 악화되기만 했다. 그러나 폴링은 어머니의 반대에도 불구하고 대학에 가겠다고 선언했다.

이런 폴링을 안타까워한 사람이 있었으니, 그는 폴링 친구의 아버지였다. 그는 폴링의 어머니를 만나서 다음과 같이 설득했다.

"아이를 대학에 보내세요. 고등학교를 졸업하고 돈을 버는 것보다 그 편이 훨씬 더 돈을 많이 버는 길입니다."

그 설득은 효과를 봤고, 결국 폴링은 만 16세의 나이로 오리건 농업대학에 들어간다. 고등학교를 졸업한 건 아니었지만 폴링의 성적이 워낙 뛰어난 것을 높이 산 대학의 결정 덕분이었다. 참고로 폴링은 고등학교를 중퇴한 유일한 노벨 과학상 수상자다. 대학에 가기 직전 폴링은 일기장에 다음과 같이 적는다.

"난 아직 어리고 경험도 없다. 내가 대학 수업을 따라갈 수나 있을지 모르겠다."

이때가 폴링이 자신의 능력에 대해 회의를 품은 마지막이었다.

✺ 학생을 가르치는 학생

대학에 간 뒤에도 폴링의 가난은 여전했기에, 그는 공부하는 짬짬이 아르바이트를 해야 했다. 하지만 그는 개의치 않았다. 돈을 더 벌어 오라는 어머니의 잔소리로부터 벗어난 게 어딘가? 그는 자신이 번 돈을 어머니에게 송금했다. 자신이 대학 가는 것을 말렸던 어머니인데 말이다. 하지만 우리와 달리 어머니는 폴링에게 전혀 감동하지 않은 듯했다. 어머니는 늘 폴링에게 이런 말을 했다. "네가 보낸 돈은 진작 다 써 버렸어. 돈을 더 보내 줘!"

폴링은 자신이 수업을 따라갈 수나 있을지 걱정했다고 하지만 동료 학생들을 만나 보고는 더이상 그런 걱정은 하지 않게 되었다. "뭐야 이거. 화학에 대해 나만큼 아는 사람이 없잖아?" 그는 과학과 수학 등 모든 과목에서 A를 맞았다. 그가 어찌나 뛰어난 학생이었던지 화학과 교수는 폴링에게 화학입문 수업을 부탁할 정도였다. 졸업도 하지 않은 학생이 다른 학생을 가르친다는 게 도대체 말이 안 되는 일이었지만, 폴링은 그 일을 잘 해냈다. 그러면서 폴링은 자신이 과학에 대한 지식도 지식이지만 강의를 하는 데 남다른 재주가 있다는 것을 깨닫는다. 그에게 배운 학생들도 이런 말을 했다. "교수보다 낫다."

게다가 다른 학생들을 가르치는 일은 생각지도 못한 성과를 거둔다. 그 전까지 데이트도 한번 못해 본 숙맥이었던 폴링은 자신이 가르치던 여학생과 사랑에 빠진다. 나중에 아내가 된 애바 밀러(Ava Helen Miller)로서도 폴링을 만난 게 행운이었지만, 사실 둘의 관계에서 폴링이 받은 게 훨씬 더 많다. 첫 번째로 감사해야 할 점은 아내가 폴링으로 하여금 대학원 진학을 하게 했다는 점이었다. 대학 졸업 후 폴링은 "어서 집으로 돌아와 일자리를 구하고 가족을 부양하라"는 어머니의 요구 때문에 고민하고 있었다. 하지만 아내는 그에게 교수가 되려면 대학원에 가야 한다고 주장했고, 결국 폴링은 '칼텍'이라 불리는 캘리포니아 공과대학 으로 간다. 그가 노벨 화학상을 받은 건 바로 이 선택 덕분이었다.

또한 그녀는 '교육받은 사람은 사회문제 해결을 위해 노력해야 한다'는 점을 폴링에게 주지시켰다. 이는 과학만 알던 폴링에게 신선한 충격이었다. 훗날 폴링이 노벨 평화상을 수상하게 된 것도 다 이 덕분이니, 폴링이 받은 게 더 많다는 건 결코 과장이 아니다.

✹ 화학 결합에 대해 연구하다

칼텍에서 폴링은 로스코 디킨슨(Roscoe Dickinson) 교수 밑에서 연구를 하게 됐다. 디킨슨은 X선 결정학(X-ray crystallography)의 대가였는데, 이 기법은 다음과 같다. 단위원자가 규칙적으로 배열돼 일정한 패턴을 이루고 있는 고체를 결정성고체라고 한다. 여기에 엑스선(X-ray)을 쪼이면 이것이 규칙적으로 배열된 원자에 부딪혀 깨지면서 결정 뒤에 설치해 놓은 필름에 일정한 규칙성을 갖는 패턴을 그리게 된다. 그 패턴에서 각 점들 사이의 방향과 거리를 계산해서 엑스선이 부딪힌 원자들 간의 거리와 방향을 알아낼 수 있다는 거다. 그 이전까지 과학자들은 원자가 어떻게 모여 분자를 이뤘는지 막연하게 추측하는 데 그쳤다는 점을 고려해 보면 거의 혁명이라고 할 만하다. 이 기법으로 폴링은 몰리브데넘*의 원자 구조를 알아냈다. 그 당시 폴링은 일기에 이렇게 썼다. "훌륭한 기계를 이용해 세상의 정체를 알아내는 것은 즐거운 일이다." 박사 학위를 받은 뒤 폴링은 원자 구조에 대해 더 배우고 싶은 나머지 독일로 간다. 그곳에서는 수많은 이론들이 갑론을박을 벌이고 있었다. 거기서 폴링은 양자역학에 심취하는데, 여기서 배운 지식들은 폴링이 원자가 다른 원자와 어떻게 결합하는지를 알아내는 데 중요한 단서를 제공했다.

폴링은 칼텍에 돌아와 교수가 됐다. 그의 나이 26세 때였다. 그는 이미 가르치는 것보다 연구하는 데 훨씬 더 정신이 팔려 있었다. 먼저 그는 규산염 과의 금속들—황옥, 탤크, 운모—의 구조를 알아내고자 했다. 규산염은 실리콘과 산소, 그리고 몇 개의 금속원자로 만들어지는데, 전체 구조를 알려면 각 원소의 구조를 알 필요가 있었다. 먼저 실리콘은 '4가', 즉 4개의 다른 원자와 결합함으로써 면이 4개인 4면체를 이루고 있다. 반면 산소는 8면체 구조를 이룬다. 폴링은 아내의 도움을 얻어 이걸 종이에다 그린 다음, 자르고 접어서 각각에 해당되는 3차원 구조물을 만들어 봤다. 거기다 원자의 크기와 각각의 결합 위치를 X선 결정학에서 관찰한 대로 그려 넣었다. 그 뒤 전하도 맞추고, 양자역학에 맞게 수학적 계산도 해 가면서 각각의 원자를 조립해 보니 가능한 규산염의 구조는 딱 한 가지밖에 없었다. 그전까지 규산염의 구조는 너무 복잡해서 알아내기 힘들었는데, 폴링이 그걸 알아낸 것이다.

폴링은 이 기법을 보다 큰 분자들에도 적용시키고자 했고, 곧 성공을 거뒀다. 폴링의 성공은 결정 구조를 알아내려는 다른 학자들에게 신선한 충격을 줬다. 그의 기법은 나중에 '폴링의 법칙'으로 불리기도 했는데, 이에 따르면 각 원소의 원자들이 모여 적절한 방법으로 서로 결합해 분자를 이루고, 이런 분자들이 모여 세상 모든 구성 물질을 이룬다는 것이다. 그는 미국 화학 학술지에 「화학 결합의 본질」이란 논문을 발표하는데, 이는 폴링을 전 세계적인 주목을 받게 만들었고, 나이 30세에 정교수가 되게 만들어 줬다.

훌륭한 연구자가 인간성도 갖추면 좋겠지만, 이른 성공 때문인지 폴링은 지나치게 잘난 체한다는 단점을 갖게 됐다. 칼텍의 다른 교수들은 당연히 그를 싫어했다. 화학과 학과장이 폴링으로 하여금 자신의 뒤를 잇게 하려고 했을 때 교수들의 반발은 극에 달했다. 하지만 이 사건은 오히려 폴링에게 기회가 되었다. 돈이라면 차고 넘칠 만큼 많은 록펠러 재단에서 폴링에게 자기네 재단으로 오라고 제안한 것이었다. 결국 폴링은 록펠러 재단의 연구비를 받으며 풍족한 연구 생활을 시작했고, 많은 업적을 남긴다. 예를 들어 그는 이온 결합과 공유 결합의 정의를 내렸다. 이온 결합은 두 이온이 서로 전자를 주고받아 양이온과 음이온이 돼 결합하는 것이고, 공유 결합은 결합하려는 원자들이 각각 전자를 내놓아 전자쌍을 만들고 이를 서로 공유하여 결합하는 것을 말하는데, 이를 밝힌 사람이 바로 폴링이다. 또한 그는 원자가 모여 분자를 이룰 때 혼성화를 통해 새로운 궤도함수를 형성한다는, 혼성 오비탈이라는 개념을 도입해 기존에는 설명하지 못했던 원자 간의 결합을 설명해 냈다. 그가 쓴『화학 결합의 본질과 분자와 결정의 구조에 관해서(*The Nature of the Chemical Bond and the Structure of Molecules and Crystals*)』라는 책은 20세기 과학사에 길이 남을 명작으로 꼽힌다. 이런 업적으로 인해 폴링은 1954년 노벨 화학상을 받는다.

그 덕분에 우리는 인간에게 필수적인 단백질, 예를 들어 적혈구를 운반하는 헤모글로빈의 정상적인 형태를 알아냈고, 비정상 헤모글로빈을 가진 이를 어떻게 치료할 것인지에 대해 고민할 수 있게 됐다. 또한 그가 발견한 화학 결합의 원리는 여러 가지 약제를 합성하는 데 기초적인 지식을 제공해 줬으니, 화학상이 아니라 의학상을 준다고 해도 뭐라고 할 사람이 없을 듯하다.

🌸 노벨상 수상 그 이후

과학적 업적과 별개로 폴링은 제2차 세계대전을 기점으로 정치적 활동을 벌이기 시작한다. 그가 주로 했던 일은 전쟁과 핵무기 반대였는데, 1954년 미국이 수소폭탄 실험을 한 뒤부터는 이 일에 더 열심히 매달렸다. 전 세계의 과학자들에게 핵실험 중지를 지지해 달라고 요청하는 서한을 발송했고, 피켓을 들고 거리로 나갔다. 또한『전쟁은 이

제 그만(*No More War*)』이라는 책을 통해 핵실험에서 나오는 방사선이 얼마나 위험한지를 밝혔다. 이런 일련의 활동으로 인해 폴링은 1962년 노벨 평화상을 받게 되지만, 이로 인해 잃은 것도 있었다.

그 당시 학계에서는 DNA 구조에 대한 관심이 높았는데, 분자 구조를 알아내는 데 있어서 일가견이 있던 폴링은 이 일을 해내는 데 가장 적임자였다. 하지만 문제가 생겼다. DNA 구조를 알아내려면 X선 결정학으로 관찰할 필요가 있었는데, 당시 이 기법은 유럽에서만 가능했다. 그런데 미국 측은 반전운동을 벌이는 폴링을 위험 인물로 단정 짓고 있었기에, 그의 출국을 승인하지 않았다. 그 때문에 폴링은 DNA의 구조를 3중나선이라고 주장하는 실수를 범한다. 훗날 이 기법으로 DNA를 관찰한 영국 학자들은 DNA가 2중나선임을 밝혀 노벨생리의학상을 받는다. 그렇다고 "하마터면 노벨상 3개를 받을 뻔했네"라고 아쉬워하지 마시길 바란다. 그가 유럽에 갈 수 있었다면, 즉 출국이 허가될 정도로 반전운동을 했다면 노벨 평화상은 못 탔을 테니까 말이다.

그 후 폴링은 비타민 C에 집착하게 되고, 비타민 C를 건강하려면 반드시 먹어야 하는 영양제로 만들었다. 실제로 폴링은 비타민 C를 먹고 난 뒤 앓아누운 적이 한 번도 없었을 만큼 건강을 유지했다. 그는 늘 "나는 백 살까지 살 것이다"라고 말했다는데, 안타깝게도 93세에 전립선암으로 죽고 만다. 가난과 고약한 어머니라는 난관을 뚫고 위대한 업적을 쌓은 폴링은 노벨상을 받고 난 뒤 이렇게 말했다.

"늙은이가 말하면 주의깊게 들어 주시라. 그러나 그를 믿지는 마라.

자신의 지식이 아닌 그 어떤 것도 믿지 마라. 그 사람이 노벨상 수상자라고 하더라도 그의 말이 진실이 아닐 수가 있다. 그러니 항상 비판적으로 생각하라."

더 읽어야 할 책

『카이스트 영재들이 반한 과학자』, 오한결·정유선·박지원·정서윤·카이스트 학생들 저, 살림FRIENDS, 2015년

『라이너스 폴링 평전』, 테드 고어츨·벤 고어츨 저, 박경서 역, 실천문학사, 2011년

신생아학을 창시하다

아프가 점수를 고안한 버지니아 아프가

간호사는 아이의 맥박을 쟀다. 어림잡아도 분당 100회가 넘었다. "맥박은 2점이고, 피부색은…… 어디 보자. 1점? 2점?"

잠시 후 간호사는 신생아의 이름이 적힌 종이에 8이라는 숫자를 썼다. 기억을 못해서 그렇지, 우리는 태어나면서 점수를 부여받는다. 이 이야기를 들으면 흥분할 사람도 있을 것이다. "앞으로 반평생을 시험에 시달릴 텐데, 태어나자마자 점수를 매기는 건 너무하잖아?" 흥분하지 말자. 아프가 점수(Apgar score)라 불리는 이 점수는 아이를 서열화하자는 게 아니라 아이의 건강 상태를 체크하자는 것이니까.

✿ 외과 의사가 되고 싶었던 버지니아 아프가

1909년, 아프가 부부의 세 번째 아이가 태어났다. 두 아들 다음에 태어난 딸에게 부모는 '버지니아'라는 이름을 지어 줬다. 그 당시 여자들은 대학에 가는 경우가 드물었다. 되도록 일찍 결혼해 가정을 꾸리는 게 대부분 여자들의 목표였다. 하지만 버지니아 아프가(Virginia Apgar, 1909~1974)는 달랐다. 대학에 가겠다는 결심만으로도 남들과 달랐지만, 그녀의 목표는 그보다 더 나아가 의사가 되는 것이었다. 버지니아가 의사가 되고 싶었던 이유는 가족사에서 찾아볼 수 있다. 먼저 태어난 큰오빠는 버지니아가 태어나기도 전에 결핵으로 죽었고, 둘째는 '습진'이라고, 피부가 가렵고 진물이 나는 질환에 시달렸다. 어머니는 둘째를 돌보느라 딸에게 거의 신경을 쓰지 못했다. 그 덕분에 버지니아는 아버지와 시간을 많이 보냈고, 아버지로부터 과학적 탐구정신을 배울 수 있었다. 하지만 가족 중에 사망자와 환자가 있으면 집안 분위기가 무겁기 마련이고, 그런 분위기에서 그녀는 자연스럽게 의사가 되어야겠다는 결심을 하게 된 것이 아닌가 싶다.

워낙 똑똑한 학생이었던 버지니아는 바라던 대로 의과대학에 들어갔고, 거기서도 열심히 공부해 좋은 성적으로 졸업한다. 그녀가 하고 싶었던 공부는 수술을 해서 사람을 살리는 외과였다. 어느 날, 버지니아는 지도교수의 부름을 받는다. "버지니아, 내 말 오해하지 말고 들어." 이렇게 시작되는 말 중에는 좋은 말이 없다고, 지도교수는 버지니아의 가슴에 큰 상처를 남긴다.

"네가 외과 의사가 되겠다는 것은 그다지 좋은 생각이 아닌 것 같아. 여기 뉴욕에는 이미 많은 수의 외과 의사가 있어. 게다가 지금은 대공황의 한복판이야. 일자리가 별로 없다고. 남자 의사들도 일자리가 없어서 어려움을 겪는 판에 여자가 취직이나 할 수 있겠어?"

버지니아는 눈앞이 캄캄했다. 외과 의사가 되겠다는 꿈을 안고 지금까지 살아 왔는데 이제 어떻게 하라고? 하지만 지도교수가 이런 독한 말을 할 때는 그에 걸맞은 해법도 가지고 있기 마련이다.

"버지니아, 그렇다고 너무 좌절하지 마. 내가 보기엔 말이야, 너는 마취과를 하면 잘할 것 같아."

✿ 마취과 의사가 되다

외과 의사와 마취과 의사는 외형상으로 보면 큰 차이가 나 보인다. 마취과는 그저 외과 의사가 수술을 할 수 있도록 환자를 재우는, 지극히 보조적인 일을 하는 존재이니 말이다. 마취과가 성에 차지 않는 낌새를 보이자 지도교수는 그녀에게 사명감을 불러일으킨다.

"버지니아, 네가 무슨 생각을 하는지 잘 알겠어. 하지만 내가 너한테 마취과를 하라고 한 건 네가 우수하기 때문이야. 지금 마취과에서 하는 마취는 마취가 아니야. 아주 엉망이라고. 수술을 잘하면 뭐하겠니? 마취를 잘못해서 환자가 죽어 버리는데. 위기에 빠진 마취과를 구할 사람은 바로 버지니아, 너밖에 없어."

그 교수의 말은 어느 정도 사실이었다. 그 당시에는 마취과 의사가 몇 명 되지 않았고, 마취의 대부분을 간호사가 담당했다. 게다가 마취제의 정확한 용량이 나와 있지 않다 보니 마취로 인해 환자가 죽거나, 마취가 덜 된 나머지 자신의 몸에 칼이 들어오는 광경을 모조리 목격하는 일도 드물지 않게 일어났다. 결국 버지니아는 교수의 권유대로 위기의 마취과를 구하기로 한다.

마취과라고 해서 쉬운 건 아니었다. 마취과 수련을 받으려고 찾아간 한 병원에서는 수련 기간에 월급을 주지 못한다고 했다. 학교 다닐 때 학자금 대출을 받았던 버지니아로서는 받아들이기 어려운 조건이었다. 또 다른 병원에서는 남자 숙소만 있고 여자 숙소는 없다면서 그녀를 받지 않았다. 이런 악조건 속에서 겨우 마취과 수련을 시작했지만, 세미나 후 있는 만찬회에 그녀를 부르지 않는 등 남자들의 보이지 않는 텃세를 견뎌야 했다. 이런 난관을 극복하고 전문의 자격증을 딴 버지니아는 지도교수의 기대대로 열악했던 마취과의 수준을 한 단계 끌어올리는 데 성공한다.

✹ 산부인과 마취의 대가가 되다

마취과 과장이 된 지 11년이 지났을 무렵, 버지니아는 자신의 인생에서 가장 중요한 결정을 한다. 남은 인생을 산부인과 마취(산과 마취)에 헌신하기로 한 것이다. 자신의 노력으로 외과 수술 시 마취는 어느

238

정도 자리가 잡혔지만, 산과 마취는 여전히 부실했다. 전신마취를 너무 오래 하다 보면 태어나는 아이에게 호흡곤란이 올 수 있었고, 이를 우려한 산모들은 마취의 혜택을 거부한 채 아이를 낳음으로써 극심한 고통에 시달려야 했다. 버지니아는 산과에 국

국소 마취
환자의 의식이 깨어 있는 상태에서 외과적 조치가 필요한 특정 부위만의 통증을 없애는 마취 방법이다.

소 마취◆를 도입함으로써 이 문제를 해결했다. 또한 버지니아는 분만실 마취를 전담하는 한편, 분만실과 강의실을 오가며 젊은 마취과 의사들을 가르쳤다. 그녀가 열정적으로 수련의들을 가르친다는 소문이 나자 많은 사람들이 그녀 밑에서 배우고자 했고, 산과 마취는 금방 인기 과가 됐다.

산과 마취가 궤도에 오르자 버지니아는 태어나는 신생아를 관찰하는 데 많은 시간을 쏟는다. 대부분의 마취과 의사들은 분만 시 산모의 상태만 관찰하기 마련이다. 분만된 아이에 대해 관심을 갖는 것은 산부인과나 소아과 의사들의 몫이라고 생각해서다. 하지만 버지니아가 보기에는 막 태어나는 신생아에 대한 관리가 영 부실했다. 원래 신생아는 엄마 뱃속에 있을 때 폐가 짜부라져 있다가 바깥 세상에 나와 호흡을 하면 공기가 들어가면서 폐가 팽창한다. 자기 스스로 호흡을 하는 아이도 있지만, 간혹 스스로 호흡을 하지 못하는 아이도 있게 마련이고, 이 경우에는 산소호흡기 등 외부로부터 도움이 필요하다. 어떤 아이는 처음에는 자기 호흡을 하다가 어느 순간 갑자기 호흡을 멈춰 버리는 등 도무지 종잡을 수가 없었다. 그러다 보니 의사가 "축하합니다. 아들이고요, 아기는 건강합니다"라고 했는데 그로부터 10분도 안 지나

아이가 죽어 버리는 일이 너무 잦았다. 버지니아는 생각했다.

"저렇게 죽는 아이들 대부분은 초반에 응급조치를 받았다면 살 수 있는 애들이야. 아이가 태어나면 그냥 놔둬도 되는 경우와 응급조치가 필요한 경우로 나누고, 후자에겐 즉각 응급조치를 해야 해. 그러자면 우선 아이가 건강한지 아닌지에 대해 객관적인 기준이 있어야 해. 그런데 기준을 어떻게 만들지?"

✿ 아프가 점수를 창시하다

1949년의 어느날, 버지니아는 병원 카페에 앉아 아침식사를 하고 있었다.

"아프가 선생님!"

누군가 부르는 소리가 나서 보니까 자신이 가르치는 학생이었다. 이야기를 나누던 중 그가 이런 질문을 던졌다.

"막 태어나는 아이를 평가하는 제대로 된 기준이 있으면 좋겠어요."

자신도 오랫동안 고민하던 문제여서인지 학생의 질문을 듣는 순간 버지니아의 머리에 해결책이 섬광처럼 떠올랐다.

"그건 그렇게 어려운 게 아니야. 이렇게 하면 돼."

버지니아는 카페에 비치된 안내문 뒷면에 신생아의 건강을 평가하는 항목들을 써 내려가기 시작했다. 학생이 알았다면서 자기 갈 길을 가자 버지니아는 잽싸게 자신이 일하는 산과 병동으로 간 뒤 안내문

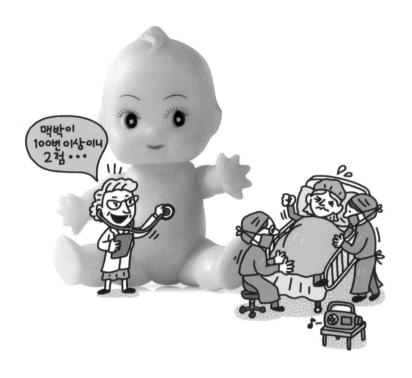

뒤에다 갈겨 쓴 것들을 구체적으로 써 내려갔다.

❶ **외모**: 이건 잘생겼냐 못생겼냐를 보는 게 아니라 피부색을 본다. 혈액 공급이 잘 되는 아이는 피부가 불그스레하니 붉으면 2점을 주고 몸통만 붉으면 1점, 청색이면 0점이다.

❷ **맥박**: 100번 이상이면 2점, 100번 이하이면 1점, 맥박이 없으면 0점.

❸ **반사과민성**: 아이에게 자극을 줬을 때 재채기나 기침을 하면 2점, 찡그리면 1점, 반응이 없으면 0점.

❹ **근긴장도**: 팔다리를 움직였을 때 저항이 느껴지면 2점, 조금 있으면 1점,

없으면 0점.

❺ **호흡:** 숨을 잘 쉬고 잘 울면 2점, 숨을 느리고 불규칙하게 쉬면 1점, 없으면 0점.

버지니아는 이 점수 기준을 모든 신생아에게 적용했다. 즉 태어나자마자 1분이 됐을 때 이 점수를 측정해서 10점 만점 중 7점 이상이면 정상으로 간주하고, 4~6점이면 호흡과 심장박동 등의 도움이 필요하고, 3점 이하면 보다 큰 조치가 필요하다고 판단했다. 훗날 아프가 점수로 불리게 된 이 계산법은 곧 신생아의 상태를 알아보는 표준이 됐고, 원래 출생 후 1분에만 측정하던 것을 5분 후에도 측정함으로써 아이가 좋아지는지 나빠지는지까지 알아볼 수 있게 했다.

아프가 점수표가 도입된 후 신생아 사망률은 급격하게 줄었다. 이 점수가 가져다준 또 다른 이득은 분만 후 산모를 돌보느라 방치되기 일쑤였던 신생아들이 의사들로부터 관심을 받게 된 것이었는데, 이는 '신생아학'이라는 학문의 탄생으로 이어졌다. 외과 수술을 하면 그 사람을 살린다. 하루에 3명을 수술한다고 치면 1년이면 1천여 명, 30년이면 3만 명을 살릴 수 있다. 하지만 버지니아 아프가는 아프가 점수를 고안함으로써 수천만, 어쩌면 수억 명의 생명을 살렸다. 그렇게 본다면 지도교수가 아프가를 마취과로 보낸 것은, 이유가 어찌됐든 간에 인류를 위해서는 참 다행스러운 일이다.

✸ 명예의 전당에 들어가다

아프가 점수를 만들고 나면 그 뒤에는 좀 쉬어도 될 테지만, 버지니아는 그렇게 하지 않았다. 대신 그녀는 선천성 기형을 가지고 태어난 아이들을 돕는 일에 여생을 바친다. 그녀가 죽은 뒤 30년 후, 미국 정부는 그녀의 사진이 담긴 우표를 만듦으로써 그녀를 기념했다. 그로부터 1년 뒤인 1995년, 버지니아 아프가는 뉴욕 세니카폴스(Seneca Falls)에 있는 '국립 여성 명예의 전당'에 들어갔다.

참고로 아프가가 만든 점수표가 아프가 점수(Apgar score)로 불리게 된 건 꼭 그녀가 이 점수표를 발명했기 때문만은 아니다. 아프가라는 이름에 이 점수표의 항목이 모두 들어가 있기 때문으로, A: appearance(외모), P: pulse(맥박), G: grimace(반사과민성), A: activity(근긴장도), R: respiration(호흡) 이렇게 된다. 즉 그녀가 아프가 점수를 발명한 것은 운명이 아닌가 싶다.

더 읽어야 할 책

『출산, 그 놀라운 역사』, 오티나 캐시디 저, 최세문·정윤선·주지수·최영은·가문희 역, 후마니타스, 2015년

『수첩에 담은 신생아 케어』, 손동우 저, 대한의학서적, 2011년

미라의 DNA를 해독하다

🪬 네안데르탈인의 미라를 탐구한 스반테 파보

네안데르탈인을 아는가? 35만 년 전 유럽에 출현해 3만 년 전까지 살다가 멸종한, 인류와 유사한 종족 말이다. 얼마 전까지만 해도 현생 인류인 호모사피엔스와 네안데르탈인은 유사한 종이라고 생각했다. 심지어 네안데르탈인이 우리의 조상이라는 주장도 있었다. 하지만 지금은 모든 학자들이 안다. 네안데르탈인과 호모사피엔스는 별개의 종이라는 것을. 이 사실을 밝힌 분은 바로 스반테 파보(Svante Pääbo, 1955~) 박사다.

✼ 이집트 미라의 DNA에 관심을 갖다

파보는 스웨덴의 수도 스톡홀름에서 수네 베리스트룀(Sune Bergström)의 아들로 태어났다. 베리스트룀은 매우 유명한 학자로, 프로스타글란딘◆이란 물질을 발견한 공로로 노벨 생리의학상을 받은 바 있다. 이런 아버지로부터 태어났으니 파보의 삶이 탄탄대로가 아니었을까 싶겠지만, 꼭 그런 건 아니다. 파보는 베리스트룀의 혼외아들이었으니까. 그는 아버지를 별로 본 적이 없다고 고백한 적이 있는데, 그 사실은 어린 시절 그의 커다란 그늘이었으리라.

그런 그의 관심을 사로잡은 것은 고대 이집트 미라였다. 13세 때 어머니가 이집트에 데려간 뒤 고고학에 관심을 가졌는데, 상형문자를 해독한다든지 도자기 파편의 연대를 알아낸다든지 하는 게 주로 하는 일이었다. 고고학에 대한 그의 관심은 오래가지 못했다. 고고학은 호기심으로 충만한 파보를 만족시키기에는 너무 느렸다. 고고학에서 새로운 사실은 가뭄에 콩 나듯 나왔으니까. 좀 더 흥미로운 연구를 원했던 파보는 DNA와 단백질의 구조 등을 다루는 분자생물학에 흠뻑 빠져들었다. 하지만 이집트 미라에 대한 관심을 완전히 거두지 못해 갈등하던 파보는 이 둘을 타협할 만한 방법을 찾아낸다.

"이집트 미라의 DNA를 조사하는 것도 가능하지 않을까?"

> **프로스타글란딘**
> 생체 내에서 합성된 생리 활성물질로 장기나 체액 속에 널리 분포하며 극히 미량으로 생리작용을 한다. 1930년 미국의 산부인과 의사인 클츠록(Raphael Kurzrok)이 사람의 정액에 자궁을 수축·이완시키는 작용이 있다는 것을 보고하였고 후에 그 유효성분이 전립선(prostate gland)에서 나온다고 생각하여 프로스타글란딘(prostaglandin)이라고 이름을 붙였다.

하지만 그 당시만 해도 오래된 샘플에서 DNA를 분리하는 일은 불가능한 것으로 여겨졌다. 몇백 년, 아니 몇천 년 된 샘플에 DNA가 남아 있겠느냐는 게 그 시절의 상식이었다. 실제로 DNA는 생물체가 죽고 나면 곧바로 망가지기 시작하고, 세균이 증식하면서 DNA 파괴는 가속화되기 마련이다. 보통 사람 같으면 이 상식 앞에 무릎을 꿇겠지만, 파보는 달랐다.

"정말 DNA가 보존되는지 안 되는지 해 보지도 않고 어떻게 알아?"

✲ 출발점은 송아지 간

미라에서 DNA를 뽑는 것이 과연 가능한지 너무 궁금했던 파보는 슈퍼에 가서 송아지 간 한 덩이를 사 왔다. 지도교수가 알면 쓸데없는 짓을 한다고 생각할까 봐 연구원들이 모두 퇴근한 다음 오븐에 송아지 간을 넣고 말리기 시작한다. 미라를 만드는 방법에는 여러 가지가 있지만, 그중 대표적인 것이 바로 바싹 말리는 것인데, 물이 없으면 조직을 분해하는 효소가 제대로 작동하지 않기 때문이다. 며칠이 지난 뒤 송아지 간은 바싹 말라 이집트 미라와 비슷해 보였다. 파보는 여기서 DNA를 뽑아내는 데 성공한다.

이제는 미라를 가지고 실험할 차례였다. 파보는 지인에게 부탁해 미라를 소장하고 있는 박물관을 알아냈고, 거기서 미라 조직을 얻었다. 다른 조직에서는 실패했지만, 파보는 귀의 연골에서 DNA를 발견한다.

246

그 미라가 무려 2,400년 전의 것이었으니, 오래된 샘플에서 DNA를 뽑는 건 불가능하다는 기존 상식은 무너진 셈이다. 파보는 이 쾌거를《네이처(*Nature*)》라는 학술지에 실었다.《네이처》는 나이 든 교수들도 평생 한번 실어 보는 게 꿈일 만큼 대단한 세계적인 학술지인데, 서른도 안된 젊은 연구생이 혼자 힘으로 한 연구를《네이처》에 실은 것은 이례적인 일이었다. 그러다 보니 그 분야의 대가인 어떤 교수는 파보가 교수라고 착각했고, 그에게 "내가 내년에 안식년인데, 네 밑에서 좀 일하면 안 되느냐?"는 편지를 보내기도 했다.《네이처》가 주는 선물은 그게 다가 아니었다. 독일에 있는 뮌헨 대학은 젊고 유능한《네이처》의 저자에게 교수 자리를 제안했다. 거기서 능력을 인정받은 파보는 당시 새롭게 떠오르던 막스 플랑크 진화인류학연구소에 스카우트되고, 연구 생활의 대부분을 거기서 보낸다.

오염된 DNA

고대 샘플에서 얻은 DNA의 양은 너무 적어서 증폭이 필요했다. 이렇게 적은 양의 DNA를 증폭시켜 주는 기계가 PCR기라고, 우리말로는 중합효소연쇄반응기라고 한다. 파보의 연구가 가능했던 것도 캐리 멀리스가 만든 이 PCR기 덕분이다. 하지만 PCR을 이용해 고대 샘플의 DNA를 증폭시키는 데는 커다란 문제가 있었다. 미라 자체의 DNA가 증폭되면 좋겠지만 양이 극히 적다 보니 다른 DNA가 더 쉽게 증폭이 됐다. 미라의 DNA를 증폭하려 했는데, 막상 증폭된 것은 미라에서 자라난 세균들의 DNA였다. 더 심각한 것은 사람들로 인한 오염이었다. 3만 년 전으로 추정되는 뼈를 발견했다고 해 보자. "오오, 이 뼈는 네안데르탈인의 뼈야!"라고 좋아하면서 그 뼈를 실험실로 가져가는 동안 그 사람의 손에 있던 DNA가 그 뼈에 왕창 묻어 버린다. 나중에 그 뼈에서 DNA를 뽑으면 네안데르탈인의 DNA가 아닌 연구원의 DNA가 뽑히고, 증폭한 결과물도 연구원의 것일 확률이 높다.

실제로 파보의 연구 이후 각 실험실에서 미라나 뼈 등 오래된 샘플로부터 DNA를 뽑아 증폭하는 게 붐을 이루었는데, 훗날 그 상당수가 연구원의 것이었음이 밝혀지기도 했다. 브리검영 대학의 사례가 대표적이었다. 그들은 8천만 년 전으로 추정되는 공룡 뼈에서 DNA를 뽑아 증폭한 뒤 DNA의 서열을 분석했고, "이게 바로 공룡의 DNA 서열이다"며 《사이언스》라는, 《네이처》와 쌍벽을 이루는 학술지에 실었다. 몇만 년 전의 샘플에서도 DNA를 뽑기 어려운데 8천만 년 전이라니? 미심쩍었던 파보는 그들이 발표한 DNA 서열을 분석해 봤는데, 놀랍게도 그건 실험실 연구원의 DNA였다. 물론 그 연구원이 공룡의 후손일지도 모르지만, 그럴 확률보다는 그냥 오염됐을 가능성이 훨씬 컸다.

안되겠다 싶었던 파보는 오래된 DNA를 다루는 기준을 만든다. 고대 DNA를 다루는 방은 완전히 분리된, 독립적인 공간이어야 하고, 그곳에는 아무나 출입해선 안 된다, 혹시 출입할 때는 멸균실을 거쳐야 하고, 온몸을 가리는 실험복을 입고 들어가야 한다는 내용으로, 이 기준이 국제적으로 통용되면서 이런 조건을 충족하지 못하면 학술지에서 실어주지 않게 됐고, 그 결과 고대 DNA 연구가 점차 자리를 잡아 갔다.

✺ 네안데르탈인의 DNA를 얻다

1991년 알프스산에서 5천 년 전 냉동 미라가 발견됐다. 그 DNA를 분석하면서 파보는 원래 자신의 꿈이었던 오래된 인류의 DNA 해독에 도전하기로 한다.

"네안데르탈인의 DNA를 분석한다면 네안데르탈인이 현생 인류와 같은 종인지 아닌지의 논란에 종지부를 찍을 수 있을 거야!"

고대 DNA를 분석할 때 가장 어려운 점은 고대 샘플을 얻는 것이었다. 파보가 원한 것은 독일 네안더(Neander) 계곡에서 발견된 네안데르탈인의 뼈였다. 이는 전 세계에서 최초로 발견된 네안데르탈인의 뼈로, 네안데르탈인이란 이름도 거기서 유래됐다. 문제는 고대 DNA를 연구하는 거의 모든 그룹에서 이 뼈를 원했다는 점이었다. 네안데르탈인의 DNA를 분석할 수만 있다면 세계적 대가가 될 수 있었으니, 샘플을 얻으려 혈안이 될 수밖에. "내게 뼈를 주면 대박을 칠 수 있다"는 여러 연구팀들의 등쌀에 시달리느라 심신이 피곤했던 박물관 직원은 '어차피 주긴 줘야 하는데, 이왕이면 가장 신뢰할 수 있는 상대에게 주자'는 마음에 파보에게 전화를 건다. "당신에게 뼈를 주겠습니다."

파보는 그렇게 얻은 뼈 3.5그램에서 네안데르탈인의 DNA를 추출해

냈고, 그걸 증폭한 뒤 서열을 분석해 현생 인류와 비교했다. 379개의 DNA 서열을 분석한 결과 현대인들끼리는 평균적으로 7개 정도만 차이가 나는 반면, 현대인과 네안데르탈인은 평균 28개나 달랐다. 이 정도면 종 차원의 변이가 아닌, 종 자체가 다른 것. 이 연구를 수행한 연구원이 파보에게 전화를 걸어 "인간이 아니예요!"라고 소리친 것도 무리가 아니다. 이 결과는 《셀(Cell)》이라고, 역시 《네이처》와 맞먹는 유명 학술지에 실렸다. 주요 일간지들도 일제히 이 소식을 전했고, 파보에게는 일주일 내내 기자들로부터 전화가 걸려왔다.

✿ 이종교배를 증명하다

그 후 파보의 관심은 이종교배◆가 과연 있었는지로 옮겨졌다. 네안데르탈인은 3만 년 전까지 유럽에 살았고, 현생 인류는 대략 10~20만 년 전에 아프리카에서 탄생해 지구 전역으로 퍼졌으니 이 둘은 당연히 만날 수밖에 없었다. 학자들은 둘 간의 싸움에 더 주목했다. 현생 인류는 자신에게 위협이 될 네안데르탈인을 그냥 놔두지 않았을 테고, 그게 네안데르탈인이 멸종한 이유라는 것이다. 이를 입증하는 증거들이 여럿 나왔기는 하지만, 파보가 관심을 가진 것은 이종교배의 유무였다. 만일 둘 간의 이종교배가 있었고 거기서 자손이 태어났다면 현생 인류의 DNA에 네안데르탈

> **이종교배**
> 한 종류의 생물에서 다른 형질을 가진 개체를 상호 교배시키는 것이나 다른 종의 생물 사이에서 교배시키는 것. 접종교배라고도 한다.

250

인의 DNA가 남아 있을 터였다.

이번에도 문제는 고대 샘플이었다. 네안데르탈인과 현생 인류가 다르다는 것을 증명하기 위해서는 DNA의 특정 부위만 분석해 "몇 개나 다를까"를 알아보면 되지만, 이종교배를 알아보기 위해서는 네안데르탈인의 DNA 전체를 분석해야 했다. 당연히 이전 연구보다 DNA가 훨씬 더 많이 필요했다. 파보는 자기 시간의 상당 부분을 네안데르탈인의 뼈를 얻는 데 사용한다. 라이벌 그룹의 훼방으로 눈앞에 있는 뼈를 얻지 못한 채 쓸쓸히 돌아와야 할 때도 있었고, 박물관 측의 환심을 사기 위해 온갖 연줄을 동원하기도 했다. 훌륭한 과학자란 실험실에서 연구만 잘해야 하는 게 아니라 원하는 것을 얻기 위해 밀고 당기기에도 능해야 한다는 점을 파보는 잘 보여 준다.

이것 말고도 온갖 난관이 파보를 괴롭혔지만, 그때마다 파보 연구팀은 머리를 맞대고 난관을 극복해 나갔다. 이 과정에서 파보는 누구라도 자신의 의견을 자유롭게 개진할 수 있도록 장려했고, 팀원 전체가 동의하지 않으면 일을 진행하지 않았다. 이런 민주적 운영은 신속성 면에서는 불리하게 작용하지만 이를 상쇄하고도 남을 장점을 가지는데, 그건 팀원 모두가 주인의식을 가질 수 있다는 점이다. 자신의 사소한 견해도 존중해 주고 연구 과정에 반영해 주니 팀원들이 몸을 바쳐 열심히 일할 수밖에 없다는 것.

결국 파보는 네안데르탈인의 DNA가 현생 인류에게 남아 있다는 것을 증명한다. 파보의 가설은 이랬다. 아프리카에서 탄생한 현생 인류는 아시아와 유럽으로 진출하던 도중 네안데르탈인을 만났다. 그중 일부가 사랑에 빠졌고, 그 흔적은 현생 인류의 DNA에 고스란히 남았다. 이 논문은《사이언스》에 실렸고, 언론의 뜨거운 관심을 받았다. 지도교수 몰래 송아지 간을 사다가 시작한 연구가 결실을 맺는 순간이었다.

더 읽어야 할 책

『잃어버린 게놈을 찾아서』, 스반테 페보 저, 김명주 역, 부키, 2015년

『인류의 기원』, 이상희·윤신영 저, 사이언스북스, 2015년

『마지막 네안데르탈인 아오』, 마르크 클라프진스키 저, 양진성 역, 살림FRIENDS, 2010년

고혈압 약이 불러온
나비 효과

⚕ 예상치 못한 행운의 발견, 로버트 퍼치고트

　　베이징 하늘을 나는 나비의 날갯짓이 대기에 영향을 주고 결국 허리케인이 돼 뉴욕을 강타한다는 것, 이게 바로 나비효과다. 과학계에도 이런 경우가 있다. 자신의 발견이 예측하지 못한 곳에 쓰이는 경우로, 알베르트 아인슈타인(Albert Einstein)이 발견한 $E=mc^2$이란 공식이 원자폭탄에 이용된 것은 그 한 예다. 이게 그다지 좋지 않은 예라면, 그 반대의 경우도 있다. 일산화질소(NO)가 혈관의 정보전달에 쓰인다는 순수한 과학적 발견이 예기치 않게 비아그라로 이어졌으니 말이다. 이 둘은 대체 어떤 관계가 있을까? 비아그라의 초석을 놓은 이는 로버트 퍼치고트(Robert F. Furchgott, 1916~)라는 인물이다.

✺ 뜻이 있으면 길이 생긴다

퍼치고트는 1916년 미국 사우스캐롤라이나에 있는 해안가 마을에서 태어났다. 워낙 작은 마을이다 보니 할 것이라고는 새를 관찰하거나 조개를 줍는 것밖에 없었는데, 다른 아이들이 조금 그러다 말았던 것과 달리 퍼치고트는 거기에 푹 빠졌다고 한다. 안타깝게도 이 취미는 그가 13세 때 타의에 의해 중단될 수밖에 없었다. 아버지와 형들이 하던 가게가 대공황의 여파로 폭삭 망한 탓에, 퍼치고트 가족은 내륙의 작은 마을로 이주해야 했다. 신기한 것은 조개와 새로부터 멀리 떨어졌다고 퍼치고트가 우울해하지 않았다는 점인데, 오히려 즐겁게 잘 지냈다고 회고하는 것으로 보아 사고가 긍정적인 모양이다.

고등학교를 다니면서 퍼치고트는 과학자가 될 결심을 한다. 사업이란 게 망할 수도 있다는 걸 깨달은 부모도 그의 꿈을 적극 후원해 줬다. 어려운 형편상 과학책을 구하는 게 어려웠지만, 퍼치고트는 《뉴욕타임스(The New York Times)》 일요일자에 실리던 과학 칼럼을 읽으면서 과학에 대한 꿈을 키워 갔다. 수업료 때문에 가고 싶은 대학에 가지 못하는 시련도 겪었지만, 결국 원하던 노스캐롤라이나 대학에서 화학을 전공할 수 있게 됐다. 졸업 후에도 계속 유기화학을 공부하고 싶던 퍼치고트는 화학과 대학원에 자신을 좀 뽑아 달라는 편지를 쓴다. 학교 성적이 좋았던 터라 가능할 줄 알았건만, 그가 편지를 쓴 10여 군데 중 긍정적인 답변을 준 곳은 없었다. 이게 다 그가 급료를 원했기 때문이니, 계속된 가난이 그의 발목을 잡은 셈이다. 하지만 뜻이 있으면 길도 생기기 마련. 공부를 포기하고 취업을 하려는 순간 기적적으로 편지가 오는데, 시카고에 있는 노스웨스턴 대학에서 연구조교 직을 제안한 것이었다. 다른 두 명의 대학원 선배와 한 방을 쓰고, 시카고의 칼바람을 맞아가며 2킬로미터 남짓한 학교까지 걸어 다니면서 퍼치고트는 열심히 공부했다. 1940년, 만 23세의 나이에 박사 학위를 취득한 퍼치고트는 박사 후 과정을 할 만한 곳을 알아보던 중 코넬 대학 의과대학으로부터 연락을 받는다.

✹ 평활근에 대해 연구하다

원래 퍼치고트는 적혈구, 특히 적혈구 막의 변화에 아주 관심이 많았고, 이 주제에 대해 평생 연구할 생각이었다. 하지만 세상은 그를 적혈구에 머물러 있게 하지 않았다. 1941년 미국이 제2차 세계대전에 참전한 탓에 전쟁과 관련된 연구만 허락을 해 주었기에, 퍼치고트도 전쟁과 좀 더 밀접한 순환계 쪽으로 전공을 바꿔야 했다. 예를 들면 출혈로 인해 쇼크에 빠졌을 때 조직의 에너지 대사가 어떻게 변하는지, 회복 불가능한 쇼크로 가는 데 어떤 요인들이 작용하는가 등등이다. 혈액을 많이 잃으면 혈액 공급을 제대로 할 수 없어 조직에 산소가 모자라게 되는데, 이걸 쇼크라고 한다. 혈액 손실이 아주 많지 않다면 나중에 수혈을 해 주면 살아날 수 있지만, 지나치게 많은 혈액이 빠져나가면 아무리 조치를 취해도 살아나기 어렵다. 전자를 회복 가능한 쇼크, 후자를 회복 불가능한 쇼크라고 하는데, 퍼치고트가 연구한 것은 각각의 경우 분비되는 물질이 다르다는 사실이었다. 먼저 회복 가능한 쇼크를 생각해 보자. 이 경우 우리 몸에서는 혈관흥분물질(vasoexcitatory materials, VEM)이라는 것이 분비된다. 혈액을 잃는 위기 상황이 오면 더 이상의 혈액 손실을 방지하고 뇌 같은 보다 중요한 장기에 혈액을 보내야 하니, 하는 일 없는 곳의 혈관을 수축시키는 게 합리적이다. VEM은 바로 이런 일을 수행하며, 신장을 무산소 상태로 놔두면 이 물질이 분비됐다. 반면 회복 불가능한 쇼크로 가면 다른 물질이 분비되는데, 이것이 바로 혈관확장물질(vasodepressor materials, VDM)으로, 간을 무산소 상태로 놔두면 분비됐다. 이 물질이 분비되면 우리 몸이 더 이상의 생존을 위해 노력하지 않겠다는 뜻이다. 일명 아드레날린으로 불리는 에피네프린에 대한 반응 차이로 두 물질을 구별할 수 있다. VEM은 에피네프린을 넣어 주면 분비가 촉진됐고 VDM은 그렇지 않았다.

전쟁이 끝난 후에도 여전히 이 물질들에 대해 연구하던 퍼치고트는 난관에 부딪혔다. VEM은 말초혈관을 수축시키니 이 물질을 넣어 주면 혈압이 상승하고 VDM은 혈압을 하강시켜야 하지만, 혈압에는 아무 변동이 없었다. "VEM이나 VDM 말고도 혈압에 관여하는 물질이 또 있는 걸까?" 한참을 고민하던 퍼치고트는 결국 대안을 찾아냈다. 바로 평활근* 연구였다. 혈관이 수축되거나 이완되는 것은 다 혈관 안에 있는 평

평활근
섬유에 횡문(옆무늬)이 없는 근육으로 횡문근(골격근)에 비하여 수축이 느리다. 내장, 소화관, 혈관, 요관, 방광 등에 분포하고 의지에 관계 없이 수축과 이완을 하기 때문에 불수의근(不隨意筋)이라고도 한다.

활근의 작용 때문이니, 아예 평활근의 수축과 이완을 연구하면 훨씬 더 쓰임새가 많을 터였다.

그래서 퍼치고트는 토끼 대동맥에서 평활근을 떼어 냈고, 역시 평활근을 가진 십이지장도 떼어 낸 뒤 여러 연구를 시작했다. 몇 가지 실험에서 퍼치고트가 알아낸 것은 대동맥 평활근은 에피네프린*을 넣어 주면 수축하고 아세틸콜린*에는 이완되는 반면, 십이지장의 평활근은 에피네프린에는 이완하고 아세틸콜린에 수축됐다는 것. 이런 식의 실험을 하던 도중 퍼치고트는 다음과 같은 관찰을 하게 된다.

> **에피네프린과 아세틸콜린**
> 신경말단으로부터 분비되는 화학물질로 신경의 자극을 근육에 전달한다. 교감신경에서는 에피네프린이, 운동신경과 부교감신경에서는 아세틸콜린이 분비된다.
>
> **약리학**
> 약물을 생체에 투여함으로써 생기는 생체의 반응에 주목하여 그 성질·유래·작용 등의 전반에 이르러 연구하는 학문을 말한다.

토끼의 십이지장을 우리 몸과 비슷한 조성의 용액에 넣어 두고 1시간 동안 관찰했더니 수축하는 정도가 눈에 띄게 감소했는데, 당이 떨어져서 이러나 싶어서 포도당을 넣어 봤더니 수축력이 원래대로 회복됐다. 포도당도 혈관수축에 관여한다는 사실이 드러난 것. 평활근을 수축시키는 것은 그러니까 한 가지 물질이 아니었다. 평활근 수축의 세계는 생각보다 훨씬 오묘하고 복잡했던 것이다.

그때 워싱턴 대학에서 제의가 왔다. 약리학* 교수를 뽑는데 와 달라는 것. 퍼치고트가 그 제안을 수락한 이유는 그가 평활근에 영향을 미치는 물질을 연구하는 데 있어서 약리학이 훨씬 더 유용할 것으로 생각해서였다.

✱ 새로운 단서, 내피세포

워싱턴 대학으로 옮긴 뒤 퍼치고트는 십이지장 대신 토끼의 대동맥 평활근에만 연구를 집중했다. 여러 가지 물질을 투여해 평활근의 수축 여부를 관찰하던 그는 아세틸콜린에서 이상한 점을 발견한다. 사람 몸 안에서 아세틸콜린은 십이지장의 평활근은 수축시키지만 혈관 평활근은 이완시켜 혈압을 떨어뜨리는 것으로 알려져 있었는데, 토끼 평활근에 투여하자 수축이 일어났던 것. 퍼치고트는 여기에 대한 나름의 가설을 세운다. "아세틸콜린에 대해 토끼 평활근과 우리 몸 안의 혈관이 다른 반응을 보이는 것은 바로 내피세포의 유무다." 내피세포란 혈관의 안쪽에 얇게 붙은 세포로, 퍼치고트가 토끼 대동맥에서 평활근을 떼어 내면 내피세포가 떨어져 나갈 확률이 높았다. 즉 아세틸콜린이 우리 몸에 들어가면 내피세포로부터 미지의 물질이 분비돼 혈관이 이완된다는 이야기기였다. 퍼치고트는 그 물질을 내피세포유래이완인자(endothelium derived relaxing factor, EDRF)라 불렀다. 그때부터 퍼치고트는 EDRF라고 명명한 물질을 증명하기 위해 애를 쓰지만, 그 물질은 좀처럼 발견되지 않았다. 퍼치고트의 생각에 그 물질은 자기 역할을 다하자마자 금방 사라져 버려 발견이 안되는 것으로 보였다. 그 사이 퍼치고트는 자리를 몇 번 옮겼고, 당연한 이야기이지만 나이를 먹어 갔다.

퍼치고트 이외에도 EDRF를 찾아 헤매는 이가 있었으니, 바로 페리드 머래드(Ferid Murad)였다. 그는 EDRF가 혹시 질소가 들어 간 어떤

258

물질이 아닐까 의심했다. 심장에 혈액을 공급하는 혈관이 좁아져 고통을 겪는 협심증 환자가 나이트로글리세린이란 약을 먹으면 혈관이 이완돼 통증을 완화시킬 수 있다는 사실에 주목했기 때문이었다. 이쪽에 초점을 맞춘 채 연구를 거듭한 결과 그는 일산화질소가 바로 혈관 확장을 일으키는 EDRF라고 주장한다. 그의 연구에 따르면 일산화질소는 다음과 같은 메커니즘으로 평활근을 이완시킨다.

❶ 아세틸콜린의 명령을 받은 혈관 내피세포가 일산화질소를 만든다.

❷ 일산화질소는 평활근 안의 효소를 자극해 cGMP라는, 세포 내에서 신호전달을 담당하는 물질을 만든다.

❸ cGMP는 평활근한테 가서 이완하라고 명령을 내린다.

❹ 혈관이 확장된다.

이게 퍼치고트가 그렇게 찾으려 했던 ERDF가 아니냐는 게 그의 주장이었다. 이들과 따로 연구를 하던 루이스 이그나로(Louis Ignarro)도 일산화질소가 EDRF일 것으로 추측했고, 비슷한 시기 퍼치고트 역시 같은 결론에 도달한다. 결국 1987년 살바도르 몬카다(Salvador Moncada)가 "일산화질소가 EDRF다"라는 사실을 확실히 증명함으로써 수십 년에 걸친 노력은 결실을 봤다. EDRF가 찾기 어려웠던 이유도 일산화질소가 상당히 불안정한 물질이었기 때문이었다.

✻ 비아그라의 탄생

제약회사 화이자는 고혈압과 협심증에 쓸 약을 개발하던 끝에 평활근을 이완시키는 약을 만든다. 약이 시중에 나오기 위해서는 환자를 대상으로 한 임상시험을 해야 하는데, 아쉽게도 이 약은 협심증에 별 도움이 되지 않았다. 하지만 시험에 참가한 환자들에서 이상한 현상이 발견됐다. 바로 발기가 된 뒤 사그라들지 않는 것이었다. 화이자는 당초 목표를 바꿔 이 약을 발기부전을 치료하는 목적으로 판매하기로 하고 '비아그라'라는 이름으로 출시한다. 다들 알다시피 비아그라는 화이자를 거대 제약회사로 만들어 줬고, 수많은 이들에게 기쁨을 줬다.

이 약은 어떻게 발기를 일으킬까? 먼저 정상적인 발기에 대해 알아보자. 다른 조직이 다 그렇듯 남자의 성기에도 동맥과 정맥이 있고, 혈액은 동맥을 통해 들어왔다가 성기 바깥에 있는 정맥을 통해 다시 몸속으로 들어간다. 그런데 성적 흥분이 일어나면 부교감신경에서 아세틸콜린이 분비되고, 혈관의 내피세포에서 일산화질소가 나온다! 위에서 봤듯이 일산화질소는 cGMP를 통해 동맥의 평활근을 이완시킨다. 확장된 동맥을 통해 많은 양의 혈액이 성기로 들어와 팽창이 일어나며, 이는 바깥쪽에 있는 정맥을 압박해 혈액이 정맥으로 빠져나가지 못하게 만든다. 그렇다면 비아그라는 어떤 일을 할까? cGMP는 시간이 지남에 따라 분해되는데, 비아그라는 이것이 분해되지 못하게 막는다. 좀 더 자세히 말해 보자. cGMP 분해효소는 cGMP와 결합해 임무를 수행한다. 그런데 비아그라는 cGMP와 비슷한 구조를 갖고 있다. 그러니 분해효소는 비아그라를 cGMP로 착각해 그것과 결합하며, 그 대신 cGMP가 분해되지 않을 수 있는 것이다. 그 결과 cGMP의 농도가 높아지고, 혈관은 확장된 채로 있게 된다. 이것이 비아그라 복용 시 발기가 지속되는 이유다. 성적 흥분이 없다면 어떨까? 이 경우엔 부교감신경에서 아세틸콜린이 나오지 않으니 발기는 당연히 일어나지 않는다.

비아그라의 발명은 퍼치고트로 하여금 노벨상을 안겨 주었다. 물론 EDRF를 알아낸 것도 대단한 업적이지만, 이것이 비아그라로 이어져 수많은 사람들에게 기쁨을 주지 못했다면 노벨상의 영광은 없었을지도 모르겠다. 머래드와 이그나로도 퍼치고트와 같이 노벨상을 수상했지만, 몬카다는 "공동수상은 세 명을 넘지 못한다"는 노벨상 규정상 탈락하고 만다. 나비효과 덕을 보기는 했지만, 가난을 이기고 훌륭한 학자가 된 데다 EDRF를 찾기 위해 수십 년간 노력한 그의 공로는 과학자를 꿈꾸는 많은 이들의 귀감이 될 수 있을 것이다.

더 읽어야 할 책

『신약개발 이야기』, 이토 마사하루 저, 최병학 역, 대성의학사, 2015년

『현대의학의 역사(페니실린에서 비아그라까지)』, 제임스 르 파누 저, 조윤정 역, 아침이슬, 2005년

로버트 퍼치고트
과학의 매력은 의외성이다

　발기부전. 듣기만 해도 민망한 말이지요. 불과 20여 년 전만 해도 발기부전은 대놓고 말할 수 있는 병이 아니었습니다. 본인은 괴롭지만 다른 이에게 말해 봤자 놀림감만 될 뿐이었지요. 쉽게 말해 제대로 된 질병 취급을 받지 못했다는 이야기입니다. 그 이면에는 발기부전에 쓸 수 있는 약이 없었던 현실이 있었습니다. 그래서 발기부전 환자들은 한약이나 뱀, 물개의 그것 등 의학적으로 아무 효과도 없는 보약들을 먹느라 많은 돈을 써야 했습니다. 이런 발기부전을 제대로 된 질병 대접을 받게 해 준 분이 바로 로버트 퍼치고트입니다. 이분이 무슨 약을 발견했는지 지금쯤은 다들 아시겠지요? 바로 '비아그라'입니다.

　흔히 이런 오해를 할 것입니다. 퍼치고트가 비아그라를 만든 걸 보면 자신 혹은 지인이 발기부전일 것이라고요. 아버지의 발기부전에 안타까움을 느껴 비아그라를 만든 뒤 "아버지에게 이 약을 바칩니다!"라고 하면 얼마나 감동적이겠느냐만, 위대한 과학자가 열심히 연구를 하는 원동력은 전에 말했던 것처럼 타인에 대한 사랑입니다. 퍼치고트가 원했던 것은 비아그라가 아닌, 고혈압과 협심증에 쓸 약이었습니다. 하지만 그가 만든 약이 원래 목적에 별로 효과가 없는 대신 엉뚱한 효과가 나타난 덕분에, 수많은 발기부전 환자들은 웃음을 되찾았습니다.

의학의 목적이 사람의 생명을 구하는 것만은 아닙니다. 삶의 질을 더 좋아지게 하는 것 역시 의학의 중요한 목적입니다. 퍼치고트가 노벨상을 탄 것은 바로 그런 이유입니다. 비아그라 말고도 심장병 약이 전혀 엉뚱한 약이 된 사례가 있습니다. 미녹시딜이라는 약은 원래 고혈압 환자에게 쓰는 혈관확장제였습니다. 그런데 이 약을 먹는 사람들에서 몸에 털이 많아지는 기현상이 일어납니다. 결국 미녹시딜은 대머리를 고치는 약으로 재탄생함으로써 수많은 이에게 희망을 주고 있습니다.

세상일이 반드시 의도한 대로 되는 것은 아닙니다. 실패라고 생각한 일이 그게 생각지도 않은 성공을 가져올 수도 있지요. 과학 분야에서도 이런 일은 곧잘 일어납니다. 이런 의외성이야말로 과학이 재미있는 이유겠지요. 그러니 하려는 일이 잘 안됐을 때 지나치게 좌절할 필요도 없고, 주위에서 지나치게 그를 비판해서도 안 됩니다. 하지만 우리 사회는 실패에 그다지 관대한 곳이 아닙니다. 한번의 실패로 인해 재기할 기회 자체를 아예 상실한다면, 누가 어려운 과업에 도전할까요? 사람은 실패로 인해 배우는 게 많고, 또 그 실패가 퍼치고트처럼 의외의 대박을 터뜨릴 수도 있지 않겠습니까? 실패에 관대한 사회를 만듭시다. 한번이라도 퍼치고트의 도움을 받은 분이라면 기꺼이 동참해주리라 믿습니다.

청소년을 위한 의학 에세이

초판 1쇄 2018년 1월 20일
초판 5쇄 2022년 2월 5일

지은이 | 서민
펴낸이 | 송영석

주간 | 이혜진
기획편집 | 박신애 · 최미혜 · 최예은 · 조아혜
외서기획편집 | 정혜경 · 송하린 · 양한나
디자인 | 박윤정 · 기경란
마케팅 | 이종우 · 김유종 · 한승민
관리 | 송우석 · 황규성 · 전지연 · 채경민

펴낸곳 | (株)해냄출판사
등록번호 | 제10-229호
등록일자 | 1988년 5월 11일(설립일자 | 1983년 6월 24일)

04042 서울시 마포구 잔다리로 30 해냄빌딩 5 · 6층
대표전화 | 326-1600 **팩스** | 326-1624
홈페이지 | www.hainaim.com

ISBN 978-89-6574-640-9

파본은 본사나 구입하신 서점에서 교환하여 드립니다.